Die aktuelle Vitamin- und Mineralstoff-tabelle

Die aktuelle Vitamin- und Mineralstoff-tabelle

mit Angaben zu den wichtigsten
Vitaminen und Mineralstoffen

Sondertabellen
zu den Vitaminen B_1, B_{12}, K und Folsäure,
zu Jod, Kalzium und Eisen

Dr. Helmut Oberritter,
Deutsche Gesellschaft für Ernährung e. V.

FALKEN

Im FALKEN Verlag sind zum Thema „Gesunde Ernährung" folgende Kochbücher erschienen:
„Vollwertküche für Genießer" (4412)
„Die feine Vollwertküche" (4286)
„Die feine vegetarische Küche" (4235)
„Würzig kochen ohne Salz" (922)
und als weitere Tabelle „Die aktuelle Cholesterintabelle" (1088)

Für die wertvolle Mitarbeit bei der Aufbereitung der Daten danke ich Frau Doris Müller und Herrn Volker Peinelt.

CIP-Titelaufnahme der Deutschen Bibliothek

Oberritter, Helmut:
Die aktuelle Vitamin- und Mineralstofftabelle: mit Angaben zu den wichtigsten Vitaminen und Mineralstoffen;
Sondertabellen zu den Vitaminen B1, B12, K und Folsäure, zu Jod, Kalzium und Eisen/Helmut Oberritter. Dt. Ges. für Ernährung e.V. – Niedernhausen/Ts.: FALKEN, 1990
(FALKEN Bücherei)
ISBN 3-8068-1110-5
NE: HST

ISBN 3 8068 1110 5

Titelbild: TLC-Foto-Studio, Velen-Ramsdorf

Satz: Femoset, Frankfurt
Druck: Mainpresse Richter Druck GmbH, Würzburg

817 2635 4453 6271

Inhaltsverzeichnis

Einleitung

Mangel im Überfluß – so läßt sich ein wesentliches Ernährungsproblem unserer Zeit kurz beschreiben. Das vielfältige Lebensmittelangebot verführt uns dazu, überreichlich zu essen. Aber dennoch gibt es bei uns Menschen, die mit lebensnotwendigen Nährstoffen nicht ausreichend versorgt sind. Wie läßt sich dies erklären?
Das reichhaltige Lebensmittelangebot ermöglicht es jedem, sich optimal zu ernähren, doch trotzdem wählen viele Menschen ihre Lebensmittel falsch aus. „Zuviel, zu fett, zu süß, zu salzig, zuviel Alkohol", das sind die wesentlichen Ernährungsfehler in den Industriestaaten. Die sogenannten „leeren" Energieträger Zucker, Alkohol und zum Teil Fett liefern zwar Energie (Joule oder Kalorien), aber keine Vitamine, Mineralstoffe, Spurenelemente oder auch Ballaststoffe. Wird zuviel davon verzehrt, werden zwangsläufig andere wichtige, nährstoffreiche Lebensmittel verdrängt. Der Speiseplan wird somit unausgewogen.
Bestimmte Bevölkerungsgruppen wie Säuglinge, Kleinkinder, junge Menschen im Alter von 18 bis 24 Jahren und ältere Menschen, ebenso Schwangere und Stillende, sind wegen ihres erhöhten Nährstoffbedarfs oder ihrer einseitigen Ernährung häufig mit bestimmten Nährstoffen unterversorgt.
Aber auch Veganer, Makrobiotiker, Personen, die extreme Schlankheitskuren durchführen sowie Diätbedürftige und Kranke haben oft Nährstoffdefizite. Ebenso erhöhen Rauchen, häufiger Alkoholkonsum und die Einnahme oraler Kontrazeptiva („Pille") den Nährstoffbedarf.
Die Folgen einer falschen Ernährung müssen nicht nur Übergewicht oder ernährungsabhängige Erkrankungen wie Zuckerkrankheit (Diabetes mellitus), Gicht oder Herz-Kreislauf-Erkrankungen sein. Auch Lustlosigkeit, Müdigkeit, verminderte Leistungsfähigkeit oder Infektionsanfälligkeit können eine unzureichende Nährstoffzufuhr anzeigen.
Die Vitamin- und Mineralstofftabelle ist für Sie ein wichtiger Leitfaden, um die richtigen Lebensmittel aus unserem großen Angebot auszuwählen. Lernen Sie, günstige von ungünstigen und nährstoffreiche von nährstoffarmen Lebensmitteln zu unterscheiden, also vollwertig zu essen. Vitamin- und Mineralstofftabletten sind dann unnötig. Wenn, dann sollten sie nur auf Verordnung des Arztes eingenommen werden.

Vitamine und Mineralstoffe kurz erklärt

Vitamine sind für zahlreiche Funktionen des Körpers unentbehrlich. Sie werden jedoch im menschlichen Stoffwechsel nicht oder nicht in ausreichender Menge hergestellt und müssen deshalb über die Nahrung zugeführt werden.
Kleinste Vitaminmengen sorgen dafür, daß viele Stoffwechselprozesse richtig ablaufen. Sie sind im Körper häufig Bestandteile von Enzymen, d.h. von Eiweißverbindungen, die chemische Reaktionen lenken oder beschleunigen.
Im Gegensatz zu dem hohen Bedarf an den Hauptnährstoffen Eiweiß, Fett und Kohlenhydrate benötigt der Organismus nur sehr geringe Mengen an Vitaminen. Der tägliche Bedarf schwankt zwischen einem Millionstel- und einem Zehntelgramm. Unterversorgung oder Mangel an Vitaminen (Hypovitaminose) kann zahlreiche gesundheitliche Störungen bewirken. Allerdings kann es aber auch bei einigen fettlöslichen Vitaminen zu einer Überversorgung (Hypervitaminose) kommen.
In den folgenden Erläuterungen zu den Vitaminen sind Empfehlungen für die tägliche Zufuhr angegeben. Da aber bei einigen Lebensmitteln durch die Zubereitung der Rohware Vitaminverluste auftreten, sind in den Klammern Zufuhrmengen angegeben, die diese Verluste berücksichtigen. Bei der Benutzung dieser Tabelle sollten Sie bei häufigem Verzehr von Rohware diese höheren Werte aus Maßstab für die empfehlenswerte Zufuhr der Vitamine nehmen.

Fettlösliche Vitamine

Fettlösliche Vitamine werden im Körper längere Zeit gespeichert und müssen somit nicht täglich über die Nahrung aufgenommen werden. Da ein Zuviel an diesen Vitaminen nicht einfach über den Urin ausgeschieden wird, können bei überreichlicher Zufuhr Hypervitaminosen auftreten, die vor allem bei den Vitaminen A und D gesundheitsgefährdend sind.

Vitamin A (Retinol)
Wichtig für das Wachstum, für die Funktion von Haut und Schleimhäuten sowie für den Sehvorgang. Seine Vorstufe

in pflanzlichen Lebensmitteln ist β-Carotin. Es kann möglicherweise vor Krebs schützen.
Mangel: Nachtblindheit, erhöhte Lichtempfindlichkeit, verringerte Sehschärfe, im Kindesalter Störungen des Knochenwachstums, Haarausfall, Hautschäden und erhöhte Infektionsanfälligkeit.
Überversorgung: Erbrechen, Durchfall, Kopfschmerzen und Hautveränderungen.
Wichtige Lieferanten: Karotten, Rinderleber, Spinat, Grünkohl, Leberwurst, Eigelb und Butter.
Tägliche Zufuhr für Erwachsene: 0,8–1,0 mg (1,0–1,3 mg).

Vitamin D (Calciferol)

Reguliert den Einbau von Kalzium und Phosphat in das Knochengewebe. Vitamin D gelangt einerseits über die Nahrung in den Körper, es wird aber auch unter dem Einfluß der UV-Strahlung des Sonnenlichts in der Haut gebildet.
Mangel: bei Kindern Rachitis, bei Erwachsenen Knochenerweichung infolge einer Entkalkung der Knochen.
Überversorgung: Kalziumablagerungen im Herzmuskel, in den Arterien, im Magen und in der Niere. Kopfschmerzen, Schwächezustände, Erbrechen und Magen-Darm-Störungen können die Folge davon sein.
Wichtige Lieferanten: Lebertran, Fettfische (z.B. Makrele oder Hering), Leber, Margarine und Eigelb.
Tägliche Zufuhr für Erwachsene: 5 µg.

Vitamin E (Tocopherol)

Wichtig für die Funktion der Blutgefäße, der Muskeln und der Fortpflanzungsorgane. Im Fettstoffwechsel bewahrt es die ungesättigten Fettsäuren vor der Zerstörung durch Oxidation. Es schützt deshalb möglicherweise vor der Entstehung von Krebs.
Mangel: Durchblutungs- und Entwicklungsstörungen, Muskelstoffwechselstörungen, Erschöpfung, Unlust.
Überversorgung: Ausbleiben der Regelblutung, Verringerung der Spermienzahl, gestörte hormonelle Regulationen, Sehstörungen, Kopfschmerzen, Schwindelgefühl, Muskelschwäche und Müdigkeit, Übelkeit.
Wichtige Lieferanten: Weizenkeim-, Sonnenblumen- und Sojaöl.
Tägliche Zufuhr für Erwachsene: 12 mg (13 mg).

Vitamin K (Phyllochinon)

Steuert die Blutgerinnung und ist besonders wichtig für Kinder, speziell für Neugeborene.

Mangel: Verlängerung der Blutgerinnungszeit, erhöhte Blutungsneigung. Personen, die Medikamente zur Hemmung der Blutgerinnung einnehmen, z.B. Marcumar, sollten auf die Vitamin-K-Zufuhr achten und den Verzehr Vitamin-K-reicher Lebensmittel auf eine Portion (100 –150 g) pro Woche beschränken.
Wichtige Lieferanten: Grüngemüse (z.B. Brokkoli u.a. Kohlsorten und Spinat), Leber, Fleisch, Milch und Milchprodukte.
Tägliche Zufuhr für Erwachsene: Sie liegt bei 10–30 µg pro kg Körpergewicht.

Wasserlösliche Vitamine

Wasserlösliche Vitamine können vom Körper nicht oder nur in geringer Menge gespeichert werden, deshalb ist eine regelmäßige Aufnahme erforderlich. Werden zu große Mengen zugeführt, erfolgt eine Ausscheidung des Überschusses über den Urin, bzw. über den Stuhl und den Schweiß. Daher ist bei diesen Vitaminen eine Überversorgung im Normalfall ausgeschlossen.

Vitamin B_1 (Thiamin)
Besitzt eine Steuerfunktion im Energie- und Kohlenhydratstoffwechsel und ist für Nervensystem und Herz wichtig.
Mangel: Störungen des Nervensystems und des Herzens sowie Verdauungsstörungen, Appetitlosigkeit, Müdigkeit und Infektionsanfälligkeit. Die Vitamin-B_1-Mangelkrankheit Beri-Beri führt zu Lähmungen, Muskelabbau, Störungen der Herztätigkeit und Wasseransammlungen im Gewebe.
Wichtige Lieferanten: Schweinefleisch, Leber, Vollkornerzeugnisse, Hülsenfrüchte und Kartoffeln.
Tägliche Zufuhr für Erwachsene: 1,1–1,4 mg (1,6–2,0 mg).

Vitamin B_2 (Riboflavin)
Notwendig für den Sauerstofftransport, den Eiweiß- und den Energiestoffwechsel und für eine gesunde Haut.
Mangel: Wachstumsstörungen, Hautveränderungen, Mundwinkelrisse, in schweren Fällen Blutarmut (Anämie).
Wichtige Lieferanten: Milch und Milchprodukte, Fleisch, Vollkornerzeugnisse, Leber, Seefisch (Fettfische).
Tägliche Zufuhr für Erwachsene: 1,5 –1,7 mg (1,9 –2,1 mg).

Niacin (Nicotinsäureamid, Nicotinsäure)
Am Energiestoffwechsel sowie am Auf- und Abbau von Fetten, Eiweiß und Kohlenhydraten beteiligt und wichtig für

die Haut und das Nervensystem. Niacin kann auch im Körper aus der Aminosäure Tryptophan gebildet werden.
Mangel: Müdigkeit, Gewichtsverluste, geringer Appetit. Im Extremfall Haut- und Schleimhautveränderungen sowie Störungen der Herz- und der Nervenfunktion (Pellagra).
Wichtige Lieferanten: Fleisch, Fisch, Getreide und verschiedene Nüsse.
Tägliche Zufuhr für Erwachsene: 15 –18 mg.

Vitamin B_6 (Pyridoxin)
Wichtig für den Eiweißstoffwechsel und die Blutbildung.
Mangel: Appetitlosigkeit, Hautveränderungen, Krämpfe, Blutarmut (Anämie), Muskelschwund und Wachstumsstörungen.
Wichtige Lieferanten: Fleisch, Leber, Fisch, Vollkornerzeugnisse, Kohl, Hülsenfrüchte, grüne Bohnen, Weizenkeimlinge und Kartoffeln.
Tägliche Zufuhr für Erwachsene: 1,6 –1,8 mg (2,0 –2,3 mg).

Folsäure
Wichtig für die Zellteilung und die Zellneubildung und somit für den Aufbau aller Gewebe.
Mangel: Blutarmut (Anämie), Schwangerschaftskomplikationen, Verdauungsstörungen und Entzündungen der Mundschleimhaut.
Wichtige Lieferanten: Weizenkeimlinge, Sojabohnen, Grüngemüse, Vollkornerzeugnisse, Kartoffeln, Fleisch und Leber sowie Milch und Milchprodukte.
Tägliche Zufuhr für Erwachsene: 0,4 mg (0,8 mg).

Panthothensäure
Wichtig für den Kohlenhydrat-, den Fett- und den Eiweißstoffwechsel.
Mangel: kommt praktisch nicht vor.
Wichtige Lieferanten: Leber, Fleisch, Fisch, Milch und Milchprodukte, Vollkornerzeugnisse und Hülsenfrüchte.
Tägliche Zufuhr für Erwachsene: 8 mg (11 mg).

Biotin
Biotin steuert den Aufbau von Kohlenhydraten und Fettsäuren. Es ist wichtig für die Funktion der Haut und der Schleimhäute. Biotin wird auch von den Mikroorganismen im menschlichen Darm gebildet.
Mangel: bislang nicht beobachtet.
Wichtige Lieferanten: Leber, Niere, Eigelb und Sojabohnen.
Empfehlungen für die Zufuhr: gibt es nicht.

Vitamin B_{12} (Cobalamin)
Notwendig für die Blutbildung.
Mangel: Blutarmut (Anämie).
Wichtige Lieferanten: tierische Lebensmittel, insbesondere Leber, aber auch Fisch, Eier, Milch und Käse. Pflanzliche Lebensmittel, die einer bakteriellen Gärung unterworfen wurden (z. B. Sauerkraut), enthalten auch Spuren.
Tägliche Zufuhr für Erwachsene: 5 µg.

Vitamin C (Ascorbinsäure)
Wichtig für die Zellatmung und den Aufbau von Bindegewebe. Außerdem dient es der Abwehr von Infektionen, fördert die Eisenverwertung und kann möglicherweise vor Krebs schützen.
Mangel: Müdigkeit, Infektionsanfälligkeit, Verminderung der geistigen und körperlichen Leistungsfähigkeit, schlechte Wundheilung, im Extremfall Skorbut mit Zahnfleisch- und Hautblutungen.
Wichtige Lieferanten: Zitrusfrüchte, Kiwi, schwarze Johannisbeeren, Paprika und Kartoffeln.
Tägliche Zufuhr für Erwachsene: 75 mg (107 mg).

Mineralstoffe und Spurenelemente

Mineralstoffe sind anorganische, lebensnotwendige Elemente bzw. Verbindungen, die der Mensch in größeren Mengen braucht. Sie liefern aber keine Energie. Zu ihnen zählen Natrium, Chlorid, Kalium, Kalzium, Magnesium und Phosphor.
Spurenelemente sind ebenfalls anorganische Elemente, die vom Körper jedoch nur in sehr kleinen Mengen benötigt werden. Eisen, Fluorid, Jod, Zink, Kupfer, Mangan, Chrom, Kobalt, Molybdän und Selen sind die Spurenelemente, von denen biologische Funktionen bekannt sind. Es gibt aber noch eine Reihe anderer Elemente, die zu den lebensnotwendigen Nährstoffen gerechnet werden, deren Funktion aber noch nicht eindeutig geklärt ist.
Mineralstoffe und Spurenelemente sind an der Regulation des Wasserhaushalts und an der Aufrechterhaltung notwendiger Stoffkonzentrationen im Körper beteiligt. Darüber hinaus sind sie für viele Stoffwechselprozesse wichtig und dienen z.B. den Knochen und den Zähnen als Baustoffe.
Nachfolgend werden besonders wichtige Mineralstoffe und Spurenelemente vorgestellt sowie deren empfehlenswerte tägliche Zufuhrmengen genannt.

Natrium (Na), Chlorid (Cl), Kalium (K)
Wichtig für die Regulierung des osmotischen Drucks der Körperflüssigkeiten (Gewebespannung). Außerdem spielen Natrium und Kalium eine Rolle bei der Muskelfunktion. Aus Natrium und Chlorid besteht unser Kochsalz. Damit sollten Sie generell recht sparsam umgehen, denn zuviel davon kann bei entsprechender Veranlagung zur Entstehung von Bluthochdruck beitragen.
Mangel: Kochsalzverluste, z.B. durch anhaltendes Erbrechen oder starke Durchfälle, können Kreislaufstörungen, Muskelkrämpfe und nervöse Störungen verursachen. Kaliummangel kann zu Muskelschwäche, zu Darmlähmungen und Herzstörungen führen.
Kochsalzhaltige Lebensmittel: Speck, Schinken, Wurst, Käse, Fischkonserven und viele Fertiggerichte.
Kaliumreiche Lebensmittel: Obst, Gemüse und Kartoffeln.
Tägliche Zufuhr für Erwachsene: nicht mehr als 5 g Kochsalz; mindestens 3–4 g Kalium.

Kalzium
Gibt Knochen und Zähnen Festigkeit und ist wichtig für die Stabilisierung der Zellmembranen, für Nerven- und Muskelfunktionen sowie für Blutgerinnung und Enzymaktivierung.
Mangel: im Wachstumsalter geringe Knochendichte, im Erwachsenenalter Knochenabbau (Osteoporose).
Wichtige Lieferanten: Milch und Milchprodukte.
Tägliche Zufuhr für Erwachsene: 800 mg.

Phosphor
Wesentlicher Bestandteil von Knochen und Zähnen und einer der wichtigsten Bausteine lebender Zellen. Außerdem spielt er eine bedeutende Rolle im Energiestoffwechsel.
Mangel: nicht bekannt. Die Zufuhr ist eher zu hoch.
Wichtige Lieferanten: Fleisch, Wurst und Milchprodukte.
Tägliche Zufuhr für Erwachsene: 800 mg.

Magnesium
Kommt in fast allen Zellen vor. Es aktiviert zahlreiche Enzyme des Energiestoffwechsels und ist für die Funktion von Nerven und Muskeln erforderlich.
Mangel: Krämpfe und Muskelzuckungen.
Wichtige Lieferanten: Vollkornerzeugnisse, Milch und Milchprodukte, Fleisch, Leber, Fisch, Gemüse, Obst.
Tägliche Zufuhr für Erwachsene: 300–350 mg.

Eisen

Als Baustein des roten Blutfarbstoffs Hämoglobin wichtig für die Blutbildung und den Sauerstofftransport im Blut.
Mangel: Blutarmut, besonders bei Frauen aufgrund der Blutverluste durch die Menstruation.
Wichtige Lieferanten: Fleisch, Leber, Gemüse, Hülsenfrüchte und Vollkornerzeugnisse. Aus pflanzlichen Lebensmitteln wird Eisen schlechter aufgenommen als aus tierischen. Vitamin C verbessert die Eisenaufnahme.
Tägliche Zufuhr für Erwachsene: Frauen 18 mg; Männer 12 mg.

Jod

Wichtig als Bestandteil der Schilddrüsenhormone.
Mangel: Unterfunktion der Schilddrüse und Kropfbildung.
Wichtige Lieferanten: Seefisch und Meeresfrüchte. In Milch, Ei und Innereien ist Jod in geringen Mengen vorhanden. Wichtig: Verwendung von jodiertem Kochsalz.
Tägliche Zufuhr für Erwachsene: 180–200 µg.

Nährstoffverluste durch Zubereitung

Je frischer ein Lebensmittel ist, desto größer ist sein Vitamingehalt, denn während der Lagerung werden die Vitamine, die gegen Licht und Sauerstoff empfindlich sind, zerstört. Aber nicht nur die Lagerdauer, sondern auch die Lagertemperatur ist für den Vitaminabbau ausschlaggebend. Bei üblichen Gemüsesorten werden z.B. nach einer dreitägigen Lagerung bei Zimmertemperatur Vitaminverluste von 35 bis 50 % beobachtet. Im Kühlschrank sind die Verluste mit 5 bis 40 % wesentlich geringer. Für die Langzeitlagerung ist Tiefgefrieren am günstigsten, wobei Tiefkühlkost generell Konservenprodukten vorzuziehen ist. Durch langes Wässern und Garen von Lebensmitteln in viel Wasser gehen viele wasserlösliche Vitamine sowie Mineralstoffe und Spurenelemente verloren. Ebenso tragen hohe Temperaturen und lange Garzeiten zur Zerstörung verschiedener Vitamine bei. Hier nun einige Tips:

- Alle frischen Produkte im Kühlschrank aufbewahren und so bald wie möglich verbrauchen.
- Gemüse nach dem Putzen, aber vor dem Zerkleinern waschen und dann möglichst bald zubereiten.
- Gemüse bei geschlossenem Topf mit wenig Wasser, Fett oder in der Eigenflüssigkeit nur bißfest dünsten.
- Gemüse nie warm halten, besser bei Bedarf aufwärmen.

Vollwertige Ernährung

Mit einer vollwertigen Ernährung nach den Empfehlungen der DGE erhält der menschliche Organismus alle Nährstoffe in der richtigen Menge, die für Gesundheit und Wohlbefinden sowie für geistige und körperliche Leistungsfähigkeit benötigt werden.
Die grundlegenden Empfehlungen für eine vollwertige Kost lauten: „Jeden Tag reichlich frisches Gemüse und Obst (bevorzugt als Rohkost), Milch, fettarme Milcherzeugnisse, Getreide bzw. Getreideerzeugnisse aus Vollkorn und Wasser, dafür aber weniger Fleisch und Fleischwaren (z.B. fette Wurst), vor allem auch wenig Zucker bzw. Süßes, Fett, Salz und Alkohol."

Der Ernährungskreis

Der Ernährungskreis, in dem die Grundnahrungsmittel in sieben Gruppen eingeordnet sind, ist für Sie ein einfaches Hilfsmittel, um die Lebensmittel aus dem großen Angebot richtig auszuwählen. Jede Gruppe liefert bestimmte wichtige Nährstoffe in unterschiedlicher Menge:

1. Getreide und Getreideerzeugnisse, Brot, Kartoffeln und Reis sind günstige Kohlenhydratlieferanten und als Quelle für Vitamine, vor allem der Vitamin-B-Gruppe, aber auch für Mineral- und Ballaststoffe wichtig.
2. Gemüse und Hülsenfrüchte sind reich an Vitaminen, Mineralstoffen und Ballaststoffen.
3. Obst versorgt uns reichlich mit Vitamin C und Kalium.
4. Getränke regulieren unseren Wasserhaushalt.
5. Milch und Milchprodukte liefern vor allem hochwertiges Eiweiß, Kalzium und Vitamin B_2.
6. Fleisch, magere Wurst und Innereien sind als Eisenlieferanten, Seefisch als Jodlieferant und Eier als Vitamin-A-Lieferant wichtig.
7. Fette und Öle liefern uns lebenswichtige Fettsäuren und dienen als Träger für die fettlöslichen Vitamine.

Ihr Organismus wird ausreichend mit allen Nährstoffen versorgt, wenn Sie täglich aus allen sieben Gruppen Lebensmittel verzehren, wenn Sie innerhalb der Gruppen möglichst täglich wechseln und auf die Frische der Nahrungsmittel achten. Dies stellt gleichzeitig einen Schutz vor überhöhter Schadstoffaufnahme dar, da Belastungen durch eine einseitige Zufuhr von Lebensmitteln mit möglicherweise höheren Schadstoffgehalten vermieden werden.

Der Ernährungskreis zeigt, wie eine abwechslungsreiche Lebensmittelauswahl vorgenommen werden kann:

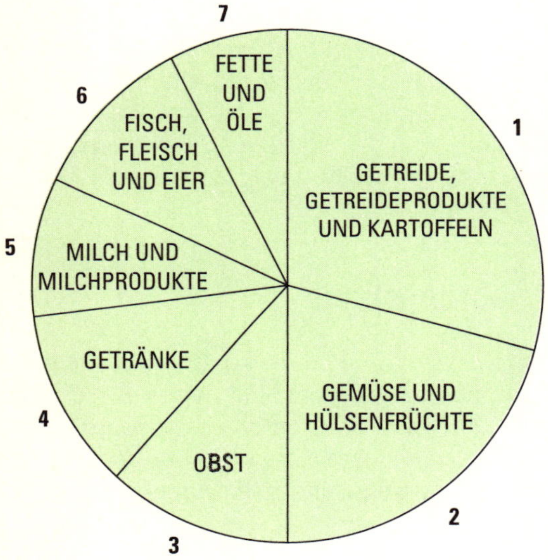

Wählen Sie täglich und in reichlicher Menge Lebensmittel aus den Gruppen 1 bis 5, aber seltener und in kleineren Mengen die aus den Gruppen 6 und 7. Vor allem bei den Lebensmitteln aus der Gruppe 6 sollten Sie konsequent abwechseln, wobei Fisch ein- bis zweimal pro Woche in Ihrem Speiseplan enthalten sein sollte.
Die Auswahl der Lebensmittel aus den einzelnen Gruppen könnte beispielsweise folgendermaßen aussehen (die Portionsgrößen finden Sie auf den Seiten 18 und 19):

Gruppe 1: Getreide, Getreideprodukte und Kartoffeln
Täglich 5 bis 7 Scheiben Brot (bevorzugen Sie Vollkornprodukte), 1 Portion Reis oder Nudeln oder 1 Portion Kartoffeln (4 bis 5 mittelgroße).

Gruppe 2: Gemüse und Hülsenfrüchte
Täglich mindestens 1 Portion Gemüse oder Hülsenfrüchte und 1 Portion Salat.

Gruppe 3: Obst
Täglich mindestens 1 bis 2 Stück oder 1 bis 2 Portionen Obst.

Gruppe 4: Getränke
Täglich 1 1/2 l Flüssigkeit (z.B. Wasser, Kräutertee, verdünnte Obst- und Gemüsesäfte und in geringen Mengen schwarzen Tee und Kaffee).

Gruppe 5: Milch und Milchprodukte
Täglich 1/4 l Milch und 2 Scheiben Käse.

Gruppe 6: Fisch, Fleisch und Eier
Wöchentlich 1 bis 2 Portionen Seefisch; höchstens 2–3mal 1 Portion Fleisch und Wurst; wöchentlich nur 3 Eier.

Gruppe 7: Fette und Öle
Täglich höchstens 40 g Streich- oder Kochfett, z. B. 2 Eßlöffel Butter oder Margarine und 2 Eßlöffel hochwertiges Pflanzenöl.

Die Vitamin- und Mineralstofftabelle

Hinweise zu den Tabellen

Die Angaben im nachfolgenden Tabellenteil beziehen sich bis auf wenige Ausnahmen (Eßlöffelangaben) auf 100 g eines Lebensmittels oder eines Gerichts. Bei den fertigen Gerichten wurden Standardrezepturen zugrunde gelegt. Je nach Herstellung können diese Werte etwas differieren.
In der Haupttabelle ist der Energiegehalt in Kilokalorien (kcal) angegeben. Wenn Sie diese Werte mit dem Faktor 4,2 multiplizieren, erhalten Sie die Kilojoule (kJ). Weiterhin sind die Gehalte zu den Vitaminen und Mineralstoffen aufgeführt, die entweder häufig in zu geringer Menge aufgenommen werden oder deren Zufuhr eher eingeschränkt werden sollte (z.B. Natrium und Phosphor). Bei Vitamin A, Niacin und Folsäure wurden die Werte bis auf wenige Ausnahmen in sogenannten Äquivalenten angegeben. Innerhalb der verschiedenen Tabellenkapitel sind stets zunächst die einzelnen Lebensmittel aufgeführt. Daran reihen sich die daraus hergestellten Produkte und Gerichte. Speisen, die aus verschiedenen Lebensmitteln einer Gruppe zubereitet sind, finden Sie am Ende der jeweiligen Kapitel. Im Anschluß an die Haupttabelle folgen sieben Sondertabellen zu Vitamin B_1, B_{12}, K und Folsäure sowie zu Kalzium, Eisen und Jod. In diesen Tabellen wird eine repräsentative Auswahl an Lebensmitteln mit größtenteils hohen Nährstoffgehalten gezeigt, die aber keine Empfehlung darstellen soll.

Portionsgrößen

Sie können die Nährstoffangaben der Lebensmittel, die sich auf 100 g beziehen, leicht auf übliche Portionsgrößen umrechnen. Legen Sie dazu folgende Mengen als Orientierung zugrunde:

1 Brötchen	50 g
1 Ei, mittelgroß	55 g
1 Portion Gemüse oder Obst	200 g
1 Portion Blattsalat	75 g
1 Portion Hülsenfrüchte, getrocknet	60 g

1 Portion Kartoffeln	250 g
1 Portion Reis oder Nudeln, roh	80 g
1 Portion Wurst	30 g
1 Portion Fleisch	150 g
1 Portion Fisch	150 g
1 Scheibe Brot	40 g
1 Scheibe Käse oder Wurst	20–30 g
1 Teller Suppe	250 ml
1 Glas Getränk	200 ml
1 gestrichener EL/TL Butter	10 g/5 g
1 gestrichener EL/TL Öl	10 g/5 g
1 gestrichener EL Mehl	10 g
1 gestrichener EL Getreide	20 g
1 gestrichener EL Getreideflocken	10 g

Abkürzungen und Symbole

kcal	=	Kilokalorie (1 kcal = 4,2 Kilojoule)
g	=	Gramm
mg	=	Milligramm (= 1000 µg)
µg	=	Mikrogramm
l	=	Liter
EL	=	Eßlöffel
TL	=	Teelöffel
i. Tr.	=	in der Trockenmasse
Zub.	=	Zubereitung
Kons.	=	Konserve
Ener.	=	Energie
Äq.	=	Äquivalent
Tr.-prod.	=	Trockenprodukt
–	=	es liegen keine Angaben vor

Lebensmittel (je 100g verzehrbarer Anteil)	Ener. kcal	Vitamine A-Äq. mg	E mg	B_1 mg	B_2 mg

Eier und Zubereitungen

Hühnerei	168	0,22	1,20	0,10	0,32
Eigelb, roh	372	0,57	3,42	0,26	0,42
Eiweiß, roh	49	0,00	0,00	0,02	0,36
Crêpes	221	0,07	1,81	0,05	0,15
Eiereinlauf (Suppeneinlage)	168	0,09	0,60	0,05	0,14
Eierpfannkuchen	219	0,25	1,27	0,09	0,29
Eierstich (Suppeneinlage)	111	0,11	0,55	0,05	0,22
Kaiserschmarrn	261	0,11	0,64	0,05	0,14
Omelett	243	0,27	1,29	0,09	0,28
Omelett mit Champignons	183	0,20	0,97	0,09	0,33
Salzburger Nockerln	210	0,14	0,83	0,07	0,25

Fette und Öle

Butter	771	0,67	2,20	0,01	0,02
Butterschmalz	916	0,88	3,60	0,00	0,00
Distelöl (Safloröl)	925	0,00	34,50	0,00	0,00
Gänsefett/-schmalz	945	0,00	2,73	0,00	0,00
Halbfettmargarine	377	0,57	6,00	0,00	0,00
Kokosfett	923	0,00	0,80	0,00	0,00
Maiskeimöl	928	0,00	30,90	0,00	0,00
Margarine	679	0,64	14,95	0,00	0,01
Mayonnaise 80% Fett	782	0,06	7,60	0,04	0,04
Milchhalbfett (Butterhalbfett)	396	0,60	1,40	0,01	0,02
Olivenöl	926	0,02	12,00	0,00	0,00
Rindertalg	926	0,18	1,30	0,00	0,00
Salatmayonnaise 50% Fett	336	0,05	2,00	0,01	0,02
Schweineschmalz	898	0,00	1,60	0,00	0,00
Sojaöl	920	0,00	14,60	0,00	0,00
Sonnenblumenöl	927	0,00	55,80	0,00	0,00

Vitamine				Mineralstoffe					
Niacin -Äq. mg	B_6 mg	Fols.-Äq. µg	C mg	Na mg	K mg	Ca mg	P mg	Mg mg	Fe mg
3,11	0,12	30	0	140	140	57	210	12	2,00
3,81	0,27	63	0	50	140	140	550	15	7,00
2,59	0,01	4	0	180	150	10	20	12	0,15
1,84	0,07	10	0	577	120	67	117	15	1,00
2,04	0,08	13	0	1354	88	39	136	15	1,30
2,86	0,11	27	0	420	130	55	195	12	1,85
1,83	0,07	14	0	758	143	94	145	14	0,93
1,70	0,07	10	0	58	141	57	112	13	1,03
2,77	0,11	26	0	408	133	57	189	13	1,98
3,33	0,10	25	1	302	213	43	173	13	1,72
2,10	0,08	15	0	87	123	60	148	12	1,67
0,19	0,01	0	0	6	15	15	22	3	0,16
0,07	0,00	0	0	30	15	6	20	1	0,03
0,00	0,00	0	0	0	0	0	0	0	0,00
0,00	0,00	0	0	5	1	1	5	0	0,03
0,17	0,00	0	0	400	7	12	8	1	0,03
0,12	0,00	0	0	2	2	0	1	0	0,02
0,00	0,00	0	0	1	1	15	0	0	1,30
0,13	0,00	1	0	381	21	16	16	2	0,05
0,58	0,10	14	0	500	25	18	50	5	0,70
1,03	0,02	0	0	80	160	20	20	14	0,04
0,00	0,00	0	0	1	0	0	0	0	0,38
0,15	0,00	0	0	11	6	3	7	1	0,35
0,25	0,05	7	0	750	9	14	26	2	0,20
0,02	0,00	0	0	1	1	1	3	1	0,10
0,00	0,00	0	0	0	0	0	0	0	0,02
0,00	0,00	0	0	0	0	0	0	0	0,03

Lebensmittel (je 100g verzehrbarer Anteil)	Ener. kcal	Vitamine A-Äq. mg	E mg	B_1 mg	B_2 mg

Fisch, Meeresfrüchte und Zubereitungen

Fisch

Aal, roh	299	0,98	0,00	0,18	0,32
geräuchert	407	1,23	5,48	0,20	0,36
Barsch (Flußbarsch)	89	0,01	0,00	0,07	0,12
Bückling	241	0,03	1,60	0,04	0,25
Forelle, roh	112	0,04	0,00	0,08	0,08
geräuchert	188	0,06	0,24	0,11	0,10
Hecht	89	0,01	0,20	0,09	0,06
Heilbutt, weißer, roh	110	0,03	0,85	0,08	0,07
weißer, gebraten	142	0,03	1,34	0,04	0,07
schwarzer, geräuchert	277	0,07	0,65	0,05	0,10
Hering, roh	222	0,04	1,50	0,04	0,22
Bismarckhering	225	0,03	1,00	0,04	0,16
Brathering	222	0,03	1,50	0,03	0,13
Filet in Dillsauce (Kons.)	192	0,04	1,97	0,03	0,16
Filet in Senfcreme (Kons.)	191	0,02	2,96	0,05	0,15
Filet in Tomatensauce (Kons.)	198	0,08	1,16	0,04	0,18
Filet Matjesart	198	0,04	9,66	0,03	0,17
geräuchert	322	0,05	1,07	0,05	0,25
Heringssalat	128	0,04	0,71	0,07	0,17
mager, gesalzen	84	0,01	0,98	0,06	0,20
Rollmöpse	73	0,01	0,32	0,05	0,14
Kabeljau (Dorsch), roh	82	0,01	0,26	0,06	0,05
gebacken	148	0,04	0,38	0,06	0,20
geräuchert	151	0,02	0,28	0,09	0,08
Karpfen, roh	125	0,04	0,50	0,07	0,05
blau	163	0,00	0,40	0,03	0,03
Kaviar, echt	286	0,56	10,00	0,10	0,50
Ersatz	142	0,49	8,70	0,09	0,43
Lachs, roh	217	0,07	0,00	0,17	0,17
gebraten	256	0,08	1,77	0,13	0,13
gekocht	186	0,05	0,86	0,12	0,12
Makrele, roh	195	0,10	1,25	0,13	0,36
geräuchert	293	0,10	0,91	0,16	0,41
in Öl (Kons.)	333	0,06	9,09	0,11	0,27
Rotbarsch, roh	117	0,01	1,28	0,09	0,08
Filets in Sauce (Zub.)	127	0,06	0,64	0,03	0,06
paniert	228	0,07	1,04	0,08	0,11
Sardellen, roh	110	0,00	0,00	0,07	0,27
geräuchert	185	0,03	0,41	0,09	0,35
in Öl (Kons.)	267	0,01	8,52	0,05	0,21

Vitamine				Mineralstoffe					
Niacin-Äq. mg	B_6 mg	Fols.-Äq. µg	C mg	Na mg	K mg	Ca mg	P mg	Mg mg	Fe mg
2,60	0,28	13	2	65	217	17	223	21	0,60
6,28	0,27	7	1	86	284	19	241	26	0,71
1,74	0,00	–	0	47	330	20	198	20	1,00
4,30	0,50	–	0	156	320	35	256	32	1,10
3,41	0,00	–	0	40	465	18	242	27	0,69
9,70	0,26	2	2	58	687	25	312	39	1,30
1,60	0,15	–	0	63	250	20	192	25	1,05
5,90	0,42	12	0	67	446	14	202	28	0,55
4,82	0,17	4	1	400	178	21	165	33	0,78
5,52	0,46	3	1	119	423	31	246	30	0,31
3,80	0,45	5	0	117	360	34	250	31	1,10
4,92	0,31	4	1	486	275	45	202	29	1,29
6,70	0,20	3	0	570	200	50	240	40	1,50
4,52	0,28	3	1	705	234	43	181	23	0,96
4,49	0,26	3	1	743	211	40	168	27	0,91
5,56	0,30	4	3	107	340	35	210	27	1,12
4,78	0,21	2	0	3762	297	45	160	32	1,03
8,86	0,45	2	0	142	451	39	286	39	1,26
11,52	0,30	12	6	202	272	66	147	28	2,75
6,80	0,29	5	1	849	343	54	219	32	1,28
11,09	0,24	5	1	1217	182	59	139	30	2,60
2,30	0,20	12	2	72	356	24	184	25	0,44
4,51	0,24	4	1	891	160	25	162	17	1,17
8,27	0,27	6	2	126	553	28	253	39	0,56
1,90	0,15	–	1	46	306	52	216	30	1,10
3,87	0,14	8	1	2456	146	53	75	24	0,38
5,73	0,33	4	0	2000	170	51	300	3	1,40
3,39	0,29	4	0	2120	101	51	280	18	1,23
7,50	0,98	20	0	51	371	13	266	29	1,00
8,70	0,69	6	2	392	168	21	172	18	0,86
8,29	0,66	5	2	1035	169	25	166	21	0,83
7,50	0,63	1	0	95	396	12	244	30	1,00
13,94	0,71	1	1	131	511	17	280	39	1,17
8,51	0,53	1	1	1933	297	24	190	29	0,80
5,87	0,39	5	1	95	367	30	237	35	0,83
3,11	0,15	5	1	43	146	34	100	12	0,83
4,27	0,24	6	0	320	135	25	130	18	0,98
20,00	0,00	–	0	0	278	82	233	0	4,90
31,40	0,57	2	0	146	406	106	302	51	6,36
17,79	0,38	2	0	1933	212	75	185	32	3,77

Lebensmittel (je 100g verzehrbarer Anteil)	Ener. kcal	Vitamine A-Äq. mg	E mg	B_1 mg	B_2 mg
Sardellenpaste	286	0,56	10,00	0,10	0,50
Sardinen, roh	135	0,02	0,00	0,02	0,25
geräuchert	237	0,03	0,76	0,02	0,37
in Öl (Kons.)	299	0,01	8,90	0,01	0,23
Schellfisch, roh	80	0,02	0,39	0,05	0,17
geräuchert	146	0,03	0,34	0,07	0,21
Schillerlocke, geräuchert	257	0,33	0,49	0,06	0,17
Scholle, roh	83	0,00	0,00	0,21	0,22
in Rahmsauce (Zub.)	236	0,29	1,01	0,11	0,16
Seehecht (Hechtdorsch)	84	0,00	0,00	0,10	0,20
Seelachsfilet	128	0,03	0,18	0,03	0,06
Seezunge, roh	90	0,00	0,00	0,06	0,10
geräuchert	160	0,01	0,69	0,08	0,14
Sprotten, roh	231	–	–	0,04	–
Konserve	352	0,07	8,44	0,04	0,19
Steinbutt	90	0,00	0,00	0,02	0,15
Thunfisch, roh	182	0,46	1,02	0,14	0,15
in Öl (Kons.)	275	0,34	9,05	0,12	0,12
Thunfischsalat m. Mayon.	297	0,10	7,85	0,09	0,11
Tintenfisch, paniert	314	0,53	4,93	0,09	0,19
Zander, geräuchert	161	0,02	0,09	0,22	0,34
Bouillabaisse (Suppe)	86	0,04	0,40	0,04	0,08
Fisch in Kräutersauce	115	0,02	0,52	0,07	0,10
Fischfilet, gebacken	152	0,03	0,52	0,16	0,20
Fischfrikadelle, gebacken	211	0,04	0,95	0,10	0,19
Fischfrikassee	113	0,03	0,70	0,02	0,04
Fischstäbchen, gebacken	245	0,01	0,62	0,03	0,05
Fischsuppe	40	0,17	0,19	0,02	0,06

Meeresfrüchte

Garnelen, roh	105	0,00	4,00	0,05	0,04
Hummerfleisch, roh	93	0,00	1,50	0,13	0,09
Krabben, roh	105	0,00	4,00	0,05	0,04
Krebsfleisch, roh	105	0,00	4,00	0,05	0,04
Languste, roh	95	0,03	0,20	0,01	0,08
Miesmuscheln, roh	84	0,06	0,80	0,16	0,22
Venusmuscheln, roh	85	0,03	0,50	0,10	0,19

Vitamine				Mineralstoffe					
Niacin-Äq. mg	B_6 mg	Fols.-Äq. µg	C mg	Na mg	K mg	Ca mg	P mg	Mg mg	Fe mg
5,30	0,33	4	0	2000	170	51	300	3	1,40
9,70	0,96	–	0	100	0	85	258	24	2,40
16,81	1,03	2	0	138	578	104	318	33	3,00
9,86	0,73	2	0	1933	320	77	205	24	1,90
3,10	0,00	10	0	116	301	18	176	24	0,61
9,84	0,25	4	1	175	477	25	254	38	0,85
10,99	0,21	1	1	137	304	16	307	27	1,60
4,00	0,22	11	2	104	311	61	198	22	0,90
2,72	0,24	11	17	149	227	54	141	20	1,80
–	0,00	–	0	101	294	41	142	0	0,00
3,10	0,22	3	1	23	189	13	162	14	0,84
3,00	0,00	–	0	100	309	29	195	49	0,80
9,20	0,30	4	1	156	467	35	277	78	1,11
–	–	–	–	–	–	–	–	–	1,90
5,08	0,18	3	2	1933	229	28	160	29	1,10
3,00	0,00	–	0	114	290	17	159	45	0,50
11,86	0,55	9	0	46	376	46	228	23	1,14
9,28	0,46	7	2	1890	277	43	160	21	0,80
4,26	0,22	17	2	882	241	41	139	24	1,17
3,54	0,16	7	1	43	119	11	148	15	0,56
8,56	0,29	4	1	122	367	34	272	28	1,91
2,10	0,10	2	1	2819	108	60	89	18	0,50
1,65	0,17	14	8	237	953	202	156	57	4,26
3,11	0,34	28	13	278	1935	400	257	110	8,55
4,06	0,17	6	1	401	137	22	152	16	1,04
2,51	0,12	2	1	27	87	21	78	10	0,73
3,60	0,14	5	0	128	150	16	167	14	0,66
1,32	0,09	2	2	383	80	20	76	9	0,44

5,58	0,13	6	2	140	250	100	200	70	1,70
4,47	0,21	9	3	300	220	50	230	20	1,00
5,58	0,13	6	2	140	250	100	200	70	1,70
5,58	0,13	6	2	140	250	100	200	70	1,70
5,87	0,21	9	2	182	500	68	215	20	1,30
4,00	0,10	9	1	290	280	30	240	40	5,20
3,62	0,07	7	1	205	311	69	151	50	7,50

Lebensmittel (je 100g verzehrbarer Anteil)	Ener. kcal	Vitamine A-Äq. mg	E mg	B_1 mg	B_2 mg

Fleisch und Zubereitungen

Kalbfleisch

Lebensmittel	kcal	A-Äq.	E	B_1	B_2
Bratenfleisch	154	0,00	0,02	0,13	0,25
Brust (Spannrippe)	164	0,00	0,03	0,13	0,25
Filet, mager	126	0,00	0,01	0,14	0,26
mittelfett	164	0,00	0,03	0,13	0,25
Gulaschfleisch, mittelfett	152	0,00	0,02	0,13	0,25
Hackfleisch	129	0,00	0,11	0,15	0,24
Haxe, mager	135	0,00	0,01	0,13	0,26
mittelfett	164	0,00	0,03	0,13	0,25
Kochfleisch	154	0,00	0,02	0,13	0,25
Kotelett, mager, o. Knochen	154	0,00	0,02	0,13	0,25
mittelfett, o. Knochen	154	0,00	0,02	0,13	0,25
Nacken (Kamm), mager	135	0,00	0,01	0,13	0,26
mittelfett	144	0,00	0,02	0,13	0,26
Rouladenfleisch, mager	133	0,00	0,01	0,14	0,26
mittelfett	152	0,00	0,02	0,13	0,25
Rollbraten (Zub.)	153	0,10	0,41	0,06	0,09
Schnitzel, mager	135	0,00	0,01	0,13	0,26
mittelfett	154	0,00	0,02	0,13	0,25
Schnitzel natur (Zub.)	229	0,01	0,61	0,07	0,17
Wiener Schnitzel	277	0,01	1,03	0,07	0,17
Schulter (Bug)	154	0,00	0,02	0,13	0,25
Steak, mager	135	0,00	0,01	0,13	0,26
mittelfett	154	0,00	0,02	0,13	0,25
Kalbsfrikassee	107	0,02	0,09	0,03	0,08
Kalbsgeschnetzeltes (Zub.)	161	0,01	0,38	0,03	0,09
Königsberger Klopse (selbstgem.)	91	0,02	0,42	0,06	0,06
Konserve	140	0,02	0,18	0,08	0,09
Leberknödel (Suppeneinlage)	54	0,85	0,14	0,02	0,21
Markklößchen (Kons.)	394	0,11	0,70	0,11	0,23
Pichelsteiner (Kons.)	82	0,08	0,35	0,05	0,09
Ragoût fin (Kons.)	181	0,03	0,33	0,15	0,20

Rindfleisch

Lebensmittel	kcal	A-Äq.	E	B_1	B_2
Bratenfleisch, mager	154	0,02	0,54	0,20	0,24
mittelfett	201	0,02	0,52	0,18	0,22
Fehlrippe	246	0,01	0,20	0,08	0,17
Filet (Lende), mager	154	0,02	0,54	0,20	0,24
mittelfett	238	0,02	0,50	0,17	0,21

Vitamine				Mineralstoffe					
Niacin -Äq. mg	B_6 mg	Fols.-Äq. µg	C mg	Na mg	K mg	Ca mg	P mg	Mg mg	Fe mg
9,78	0,37	4	0	95	331	10	189	15	1,92
9,64	0,37	4	0	94	327	9	187	15	1,91
10,14	0,39	4	0	98	342	10	196	16	1,97
9,64	0,37	4	0	94	327	9	187	15	1,91
9,80	0,37	4	0	95	332	10	190	15	1,93
9,95	0,39	4	0	100	340	10	210	16	1,96
10,01	0,38	4	0	97	338	10	193	16	1,95
9,64	0,37	4	0	94	327	9	187	15	1,91
9,78	0,37	4	0	95	331	10	189	15	1,92
9,78	0,37	4	0	95	331	10	189	15	1,92
9,78	0,37	4	0	95	331	10	189	15	1,92
10,01	0,38	4	0	97	338	10	193	16	1,95
9,90	0,38	4	0	96	335	10	191	15	1,94
10,04	0,39	4	0	97	339	10	194	16	1,96
9,80	0,37	4	0	95	332	10	190	15	1,93
3,43	0,09	3	1	120	121	17	100	10	1,25
10,01	0,38	4	0	97	338	10	193	16	1,95
9,78	0,37	4	0	95	331	10	189	15	1,92
5,87	0,15	4	1	119	186	29	126	15	1,54
7,60	0,19	3	0	70	204	9	131	13	1,63
9,78	0,37	4	0	95	331	10	189	15	1,92
10,01	0,38	4	0	97	338	10	193	16	1,95
9,78	0,37	4	0	95	331	10	189	15	1,92
3,41	0,09	1	0	29	100	11	91	8	0,89
3,69	0,09	2	0	187	119	12	98	9	1,01
2,24	0,07	2	1	239	98	19	82	11	0,96
3,85	0,15	2	0	793	152	17	105	13	1,13
1,32	0,05	16	2	281	50	22	76	7	0,85
3,04	0,10	18	3	616	149	40	138	18	2,00
3,53	0,20	8	8	37	256	22	98	16	1,31
7,53	0,34	5	1	802	256	19	190	21	1,75
9,92	0,39	5	0	50	364	5	187	20	2,47
9,30	0,36	5	0	48	343	5	177	19	2,35
8,12	0,38	6	0	48	270	10	170	15	2,80
9,92	0,39	5	0	50	364	5	187	20	2,47
8,83	0,34	4	0	47	327	5	169	18	2,26

Lebensmittel (je 100g verzehrbarer Anteil)	Ener. kcal	Vitamine A-Äq. mg	E mg	B_1 mg	B_2 mg
Gulaschfleisch, mager	152	0,02	0,54	0,20	0,24
mittelfett	216	0,02	0,51	0,18	0,21
Gulasch (Kons.)	129	0,04	0,14	0,06	0,15
Gulaschsuppe (selbstgem.)	64	0,04	0,17	0,03	0,04
Gulaschsuppe (Kons.)	107	0,06	0,42	0,05	0,11
Szegediner Gulasch	102	0,12	0,12	0,10	0,08
Ungarisches Gulasch	121	0,01	0,21	0,03	0,07
Hackfleisch	238	0,01	0,60	0,05	0,16
Beefsteak, deutsch	212	0,09	1,82	0,12	0,15
Fleischklößchen	268	0,08	0,52	0,08	0,24
Frikadelle	214	0,17	0,65	0,14	0,17
Hackbraten	186	0,03	0,59	0,15	0,14
Hackfleisch, halb u. halb	314	0,02	0,45	0,10	0,15
Hinterbein (Hesse), mager	149	0,02	0,54	0,20	0,24
mittelfett	192	0,02	0,52	0,18	0,22
Hochrippe	242	0,01	0,10	0,08	0,15
Keule, mager	154	0,02	0,54	0,20	0,24
mittelfett	182	0,02	0,52	0,19	0,23
Kochfleisch, mager	149	0,02	0,54	0,20	0,24
mittelfett	208	0,02	0,51	0,18	0,22
Kotelett, mager	154	0,02	0,54	0,20	0,24
mittelfett	238	0,02	0,50	0,17	0,21
gebraten	313	0,01	4,32	0,10	0,16
Nacken (Kamm), mager	154	0,02	0,54	0,20	0,24
mittelfett	220	0,02	0,51	0,18	0,21
Oberschale	134	0,01	0,00	0,08	0,17
Ochsenschwanz	196	0,00	0,30	0,03	0,29
Suppe, geb. (Kons.)	67	0,02	0,24	0,03	0,06
Rouladenfleisch, mager	152	0,02	0,54	0,20	0,24
mittelfett	179	0,02	0,53	0,19	0,23
Konserve	177	0,02	0,16	0,12	0,13
mit Sauce (Zub.)	161	0,02	0,51	0,05	0,10
Rücken (Roastbeef), mager	154	0,02	0,54	0,20	0,24
mittelfett	238	0,02	0,50	0,17	0,21
Schulter (Bug), mittelfett	201	0,02	0,52	0,18	0,22
Steak, mager	154	0,02	0,54	0,20	0,24
mittelfett	238	0,02	0,50	0,17	0,21
mit Kräuterbutter	375	0,08	1,32	0,12	0,17
Rumpsteak, gebraten	287	0,05	0,49	0,09	0,13
Tatar	130	0,00	0,15	0,11	0,20
Vorderbein (Hesse), mager	149	0,02	0,54	0,20	0,24
Rindfleischbrühe m. Ei	31	0,04	0,21	0,02	0,06
Sauerbraten m. Sauce	169	0,02	0,48	0,04	0,09
Tafelspitz, gekocht	59	0,03	0,11	0,01	0,06

Vitamine				Mineralstoffe					
Niacin -Äq. mg	B_6 mg	Fols.-Äq. µg	C mg	Na mg	K mg	Ca mg	P mg	Mg mg	Fe mg
9,96	0,39	5	0	50	365	5	188	20	2,47
9,11	0,36	5	0	48	337	5	174	18	2,31
6,11	0,26	4	1	535	273	14	141	18	1,89
1,46	0,07	2	2	147	128	14	72	9	0,83
3,83	0,18	7	3	438	276	22	101	16	1,60
2,21	0,12	3	5	171	148	33	75	11	0,73
2,50	0,10	3	3	16	114	15	84	8	1,02
8,15	0,30	4	0	70	300	10	160	15	2,50
5,37	0,22	6	1	358	217	17	138	17	1,61
5,98	0,18	7	0	185	228	49	179	23	2,37
5,14	0,15	5	1	357	209	28	135	20	1,72
6,09	0,18	4	1	334	225	18	151	16	2,04
5,58	0,36	7	0	60	200	20	190	30	2,40
10,00	0,40	5	0	50	366	5	188	20	2,48
9,43	0,37	5	0	48	347	5	179	19	2,37
7,72	0,38	6	0	95	348	12	149	18	2,10
9,92	0,39	5	0	50	364	5	187	20	2,47
9,55	0,38	5	0	49	351	5	181	19	2,40
10,00	0,40	5	0	50	366	5	188	20	2,48
9,21	0,36	5	0	48	340	5	176	18	2,33
9,92	0,39	5	0	50	364	5	187	20	2,47
8,83	0,34	4	0	47	327	5	169	18	2,26
6,83	0,24	3	0	341	258	6	134	15	2,00
9,92	0,39	5	0	50	364	5	187	20	2,47
9,06	0,35	5	0	47	335	5	173	18	2,30
8,48	0,37	4	0	61	342	4	182	20	2,50
8,17	0,27	4	0	110	270	10	160	20	2,70
2,40	0,11	3	2	402	136	15	81	11	0,88
9,96	0,39	5	0	50	365	5	188	20	2,47
9,60	0,38	5	0	49	353	5	182	19	2,40
5,09	0,25	4	1	374	232	11	128	14	1,43
3,92	0,10	2	0	192	143	13	99	12	1,33
9,92	0,39	5	0	50	364	5	187	20	2,47
8,83	0,34	4	0	47	327	5	169	18	2,26
9,30	0,36	5	0	48	343	5	177	19	2,35
9,92	0,39	5	0	50	364	5	187	20	2,47
8,83	0,34	4	0	47	327	5	169	18	2,26
8,40	0,30	4	1	285	256	25	170	18	2,67
7,05	0,25	3	0	28	193	5	139	12	2,05
9,00	0,40	4	0	40	390	10	190	20	3,00
10,00	0,40	5	0	50	366	5	188	20	2,48
0,60	0,02	5	0	430	35	21	96	6	0,45
3,34	0,10	2	0	186	109	13	89	11	1,31
1,80	0,05	1	0	105	49	12	75	6	0,89

Lebensmittel (je 100g verzehrbarer Anteil)	Ener. kcal	Vitamine A-Äq. mg	E mg	B_1 mg	B_2 mg

Schweinefleisch

Bauch (Dünnung), mittelfett	200	0,30	0,13	0,81	0,21
gefüllt	182	1,08	0,72	0,14	0,30
Brust (Spannrippe)	200	0,30	0,13	0,81	0,21
Eisbein, mittelfett	200	0,30	0,13	0,81	0,21
fett	234	0,28	0,14	0,76	0,20
mit Sauerkraut	359	0,51	0,11	1,09	0,34
Filetfleisch	156	0,33	0,11	0,86	0,22
gebraten	361	0,37	2,53	0,40	0,21
Gulaschfleisch, mager	154	0,33	0,11	0,87	0,22
gegart	84	0,00	0,43	0,01	0,10
Hackfleisch, Schwein	339	0,00	0,30	0,11	0,20
halb u. halb	314	0,02	0,45	0,10	0,15
Haxe, gegart	151	0,02	0,37	0,06	0,16
Kochfleisch	200	0,30	0,13	0,81	0,21
Kotelett	230	0,29	0,14	0,77	0,20
Nacken (Kamm)	211	0,30	0,13	0,79	0,21
Rollbraten m. Sauce	167	0,17	0,41	0,24	0,11
m. Zwiebel u. Tomate	159	0,27	0,14	0,29	0,15
Roulade mit Sauce	158	0,16	0,48	0,26	0,10
Schnitzelfleisch	183	0,31	0,12	0,83	0,21
paniert	234	0,28	1,17	0,39	0,17
Cordon bleu	187	0,07	1,03	0,08	0,21
Jägerschnitzel	187	0,24	0,76	0,35	0,15
Rahmschnitzel	160	0,04	0,16	0,05	0,14
Schnitzel natur	221	0,31	0,98	0,45	0,15
Steak, mager	156	0,33	0,11	0,86	0,22
mittelfett	230	0,29	0,14	0,77	0,20
gebraten	260	0,27	1,81	0,43	0,13
Kasseler	273	0,36	0,10	0,91	0,24
K. Rippenspeer in Kraut	99	0,10	0,08	0,23	0,08
Schaschlik	293	0,20	1,10	0,31	0,17
Schmorbraten m. Sauce	294	0,17	0,36	0,27	0,10
Spanferkel	169	0,56	0,22	0,27	0,25

Lamm- und Schaffleisch

Lammbraten (Zub.)	185	0,03	1,60	0,05	0,12
Lammkotelett (Zub.)	407	0,02	1,24	0,10	0,20
Schaffleisch, roh	230	0,00	0,21	0,16	0,26

Vitamine				Mineralstoffe					
Niacin -Äq. mg	B_6 mg	Fols.-Äq. µg	C mg	Na mg	K mg	Ca mg	P mg	Mg mg	Fe mg
8,05	0,45	3	0	57	366	5	182	25	1,41
4,36	0,16	19	2	432	143	24	132	14	1,67
8,05	0,45	3	0	57	366	5	182	25	1,41
8,05	0,45	3	0	57	366	5	182	25	1,41
7,67	0,43	2	0	56	349	5	174	23	1,37
10,85	0,64	4	0	4440	411	43	253	41	2,53
8,53	0,48	3	0	59	387	5	193	26	1,47
8,40	0,28	2	3	385	322	7	185	24	1,81
8,56	0,48	3	0	59	388	5	194	26	1,47
2,83	0,02	6	7	157	160	10	196	11	0,92
9,20	0,40	7	0	40	390	9	190	21	3,00
5,58	0,36	7	0	60	200	20	190	30	2,40
6,92	0,20	4	3	282	181	6	131	13	2,46
8,05	0,45	3	0	57	366	5	182	25	1,41
7,72	0,43	2	0	56	351	5	175	24	1,37
7,93	0,44	3	0	57	360	5	180	24	1,40
4,26	0,16	3	1	153	182	17	121	15	0,99
5,91	0,21	2	1	171	243	7	134	17	1,28
4,07	0,16	3	0	189	156	11	119	15	0,93
8,22	0,46	3	0	58	374	5	186	25	1,43
6,02	0,22	5	0	347	207	12	154	17	1,43
5,24	0,06	10	8	358	218	93	316	17	1,65
6,49	0,21	2	2	1181	223	16	148	22	1,64
5,20	0,13	2	0	182	161	16	109	9	1,19
6,58	0,25	2	0	350	222	7	154	17	1,32
8,53	0,48	3	0	59	387	5	193	26	1,47
7,72	0,43	2	0	56	351	5	175	24	1,37
6,46	0,32	2	0	274	216	5	149	17	1,31
7,47	0,54	3	0	2107	395	37	214	40	1,72
2,39	0,21	3	5	1079	147	34	79	13	0,77
6,42	0,24	4	13	277	251	13	144	18	1,43
4,34	0,16	2	1	171	175	7	98	13	0,98
6,18	0,21	8	1	58	235	11	155	18	1,76
5,00	0,13	2	1	55	145	14	120	9	1,24
8,21	0,23	2	0	63	187	9	175	22	1,58
8,26	0,26	2	0	66	248	8	173	22	1,43

Lebensmittel (je 100g verzehrbarer Anteil)	Ener. kcal	Vitamine A-Äq. mg	E mg	B_1 mg	B_2 mg

Geflügel und Wildfleisch

Lebensmittel (je 100g verzehrbarer Anteil)	Ener. kcal	A-Äq. mg	E mg	B_1 mg	B_2 mg
Hähnchen, Fleisch mit Haut, roh	133	0,03	0,10	0,04	0,11
Hähnchenbrust, roh	112	0,03	0,25	0,06	0,09
Hähnchenkeule, roh	124	0,04	0,10	0,09	0,26
Hähnchen, tiefgefroren	139	0,01	0,10	0,06	0,16
Ente, Fleisch, roh	246	0,02	0,60	0,30	0,20
gebraten, m. Sauce	373	0,03	1,89	0,27	0,23
Fasan, Fleisch	157	0,05	0,60	0,08	0,15
Gans, Fleisch mit Haut, roh	392	0,03	0,81	0,10	0,24
tiefgefroren	392	0,03	0,81	0,10	0,24
Hase, Fleisch	128	0,01	0,54	0,09	0,06
Hauskaninchen, Fleisch	171	0,00	0,50	0,10	0,07
Pute, Fleisch mit Haut, roh	165	0,00	0,50	0,06	0,15
Brust, roh	119	0,00	0,90	0,05	0,08
Keule, roh	128	0,00	1,20	0,09	0,18
Schnitzel, gebraten	148	0,05	0,97	0,04	0,06
Rebhuhn, Fleisch	246	0,00	0,70	0,10	0,15
Suppenhuhn, Fleisch, roh	261	0,21	0,23	0,05	0,11
tiefgefroren	200	0,13	0,20	0,08	0,15
Eintopf m. Hühnerfl. u. Gemüse	135	0,11	0,33	0,03	0,05
Hühnerbrust, gebraten	168	0,11	0,40	0,03	0,09
Hühnerfrikassee	136	0,06	0,33	0,03	0,07
Wachtel, Fleisch	161	0,02	0,60	0,28	0,29

Innereien

Lebensmittel (je 100g verzehrbarer Anteil)	Ener. kcal	A-Äq. mg	E mg	B_1 mg	B_2 mg
Bries, Kalb	109	0,02	0,20	0,10	0,17
Herz, Rind	136	0,01	0,50	0,50	0,90
Hirn, Kalb	122	0,00	1,70	0,13	0,25
Leber, Kalb	150	7,32	0,70	0,25	3,00
Rind	135	14,16	0,56	0,28	3,00
Schwein	159	9,00	0,30	0,30	3,10
Niere, Kalb	126	0,22	0,20	0,37	2,50
Rind	123	0,21	0,18	0,33	2,30
Schwein	116	0,12	0,38	0,33	1,80
Zunge, Rind	226	0,00	0,28	0,13	0,30

Vitamine				Mineralstoffe					
Niacin-Äq. mg	B_6 mg	Fols.-Äq. µg	C mg	Na mg	K mg	Ca mg	P mg	Mg mg	Fe mg
9,20	0,24	3	1	70	200	11	160	25	1,50
14,68	0,53	3	1	66	264	14	212	30	1,10
9,45	0,30	10	2	90	250	10	180	30	1,50
9,58	0,30	5	2	70	200	10	160	25	1,50
6,82	0,30	9	4	100	292	11	187	15	2,10
6,65	0,26	8	2	893	228	19	174	19	2,71
11,82	0,74	7	6	37	262	13	230	20	1,15
9,18	0,39	3	4	90	420	12	234	24	2,00
9,18	0,39	3	4	90	420	12	234	24	2,00
12,03	0,50	4	0	50	400	10	220	20	3,00
11,85	0,40	4	0	50	380	20	220	29	3,00
11,78	0,46	6	2	60	300	15	200	25	1,40
15,72	0,46	4	2	46	300	13	200	20	1,00
8,47	0,34	6	2	86	280	14	200	17	2,00
9,89	0,28	4	2	51	239	22	131	16	0,86
12,70	0,15	7	6	100	400	45	300	36	8,00
8,83	0,24	3	2	80	350	11	180	30	1,50
9,02	0,35	2	3	80	350	10	180	30	0,10
3,04	0,13	3	4	234	186	21	91	19	0,89
6,62	0,18	2	1	274	163	27	116	15	1,06
3,52	0,11	4	2	699	116	20	99	15	0,79
13,27	0,60	7	7	51	237	13	307	20	4,51
6,20	0,03	12	50	87	386	1	400	21	2,00
10,60	0,25	2	6	100	300	8	220	20	5,00
5,52	0,16	11	23	160	280	12	350	15	2,00
17,00	0,80	200	20	90	320	8	320	20	8,00
18,50	0,80	242	25	100	300	7	360	18	7,00
19,20	0,62	88	23	80	330	8	370	21	22,00
10,10	0,50	66	13	200	290	10	260	18	11,00
9,64	0,40	60	10	200	240	11	240	18	7,00
11,58	0,40	12	14	180	260	8	260	18	8,00
8,20	0,13	5	3	100	260	10	220	10	3,00

Lebensmittel (je 100g verzehrbarer Anteil)	Ener. kcal	Vitamine A-Äq. mg	E mg	B_1 mg	B_2 mg

Fleisch- und Wurstwaren

Bauernbratwurst, roh	384	0,53	0,25	1,56	0,40
Bierschinken/Schinkenpastete	198	0,05	0,15	0,85	0,20
Bierwurst	304	0,00	0,17	0,32	0,15
Blutwurst	448	0,01	0,09	0,12	0,05
Bockwurst	304	0,02	0,17	0,50	0,15
Bratwurst, geräuchert	383	0,47	0,25	1,56	0,39
Cabanossi (Brühwurst)	264	0,29	0,18	0,73	0,27
Cervelatwurst	407	0,01	0,27	0,50	0,27
Champignonleberwurst	309	4,44	0,25	0,33	1,63
Cocktailwürstchen	261	0,01	0,15	0,43	0,13
Corned beef, deutsch (Kons.)	265	0,00	0,13	0,08	0,17
Currywurst (Zub.)	262	0,03	0,31	0,15	0,14
Debreziner (Brühwurst)	276	0,30	0,19	0,76	0,29
Eierpastete	309	0,15	0,42	0,77	0,23
Fleischkäse, einfach	327	0,00	0,15	0,37	0,12
Fleischwurst/Stadtwurst	311	0,02	0,18	0,51	0,16
im Blätterteig (Zub.)	195	0,00	0,11	0,34	0,10
Frankfurter Würstchen	286	0,14	0,16	0,77	0,19
Frühstücksfleisch (Konserve)	200	0,05	0,13	0,68	0,15
Gänseleber in Aspik	162	5,24	0,30	0,13	1,13
Gänseleberpastete	270	5,99	0,39	0,25	1,55
Geflügelmortadella	265	0,04	0,35	0,18	0,23
Gelbwurst	377	0,04	0,18	0,60	0,16
Herzwurst	274	0,11	0,25	0,77	0,50
Hirschsalami	430	0,01	0,25	0,50	0,28
Jagdwurst	266	0,08	0,19	1,01	0,24
Kalbfleischwurst	293	0,00	0,19	0,35	0,19
Kalbsleberwurst	448	2,45	0,21	0,06	0,88
Käse-Schinken-Wurst	265	0,10	0,21	0,93	0,25
Katenrauchwurst	364	0,32	0,29	1,74	0,42
Knackwurst/Dicke/Rote/Servela	338	0,02	0,19	0,55	0,17
Kochsalami	320	0,01	0,18	0,69	0,18
Krakauer	275	0,16	0,23	0,46	0,33
Kümmelwurst (Rohwurst)	467	0,00	0,27	0,56	0,23
Landjäger	386	0,36	0,24	0,98	0,33
Leberkäse	315	0,53	0,19	0,48	0,32
Leberpastete	388	1,79	0,18	0,10	0,66
Leberpreßsack, einfach	341	2,59	0,17	0,26	0,93
Leberwurst, Hausmacher Art	450	2,56	0,26	0,30	0,95
mit Kräutern	421	1,67	0,18	0,14	0,63
Lyoner, fettarm	256	0,01	5,49	0,11	0,13
Mettwurst, grob	345	0,53	0,22	1,40	0,36

Vitamine				Mineralstoffe					
Niacin -Äq. mg	B_6 mg	Fols.-Äq. µg	C mg	Na mg	K mg	Ca mg	P mg	Mg mg	Fe mg
15,54	0,85	5	191	921	710	25	359	54	2,90
8,31	0,39	3	155	950	359	18	296	28	1,61
5,76	0,25	3	108	929	241	18	147	20	1,39
2,40	0,10	2	0	848	74	16	43	8	12,31
6,01	0,27	2	112	752	259	16	391	20	1,32
15,51	0,83	5	191	919	703	25	358	53	2,87
10,53	0,53	4	199	910	476	20	367	36	2,42
11,00	0,48	5	147	1030	464	25	246	33	2,76
14,22	0,45	44	193	761	354	24	321	30	16,18
5,16	0,23	2	97	1076	222	14	336	17	1,13
7,23	0,30	4	0	834	293	13	156	19	2,06
5,08	0,23	4	4	1089	325	22	291	25	1,71
11,04	0,56	4	209	925	499	21	259	37	2,49
7,94	0,40	8	1	931	358	25	224	28	3,18
4,60	0,20	2	99	883	192	13	329	15	1,01
6,15	0,27	2	115	768	265	16	400	20	1,35
4,11	0,19	1	0	773	170	11	117	14	0,92
7,61	0,37	3	131	882	338	18	470	26	1,56
6,65	0,31	2	0	882	286	14	228	21	1,19
9,25	0,41	410	4	994	145	22	238	17	11,64
13,27	0,53	354	166	1091	255	34	323	28	16,05
9,48	0,44	6	109	946	328	26	458	30	1,91
6,14	0,29	2	0	784	266	16	407	21	1,22
8,73	0,45	3	103	992	365	24	436	31	2,41
15,78	0,68	10	179	1214	558	33	321	51	2,52
9,95	0,47	4	211	976	434	25	394	35	1,99
7,78	0,34	4	0	806	328	18	467	23	1,97
5,84	0,16	25	103	713	112	13	133	10	9,18
9,58	0,43	4	203	971	405	91	416	35	1,87
17,21	0,87	6	205	1220	760	33	405	61	3,21
6,68	0,30	3	125	835	288	18	435	22	1,47
7,78	0,34	3	115	915	340	18	185	24	1,62
13,19	0,60	7	192	964	572	25	715	40	3,49
9,13	0,40	4	137	1050	384	23	210	29	2,10
13,08	0,68	5	167	988	590	25	301	45	2,87
6,73	0,29	7	2	903	266	24	168	23	2,65
5,47	0,16	18	104	730	121	14	128	11	6,95
9,49	0,32	25	7	890	242	31	218	27	9,88
8,03	0,28	26	104	964	207	11	169	15	6,83
5,13	0,15	17	5	814	116	20	115	12	6,69
5,62	0,22	3	198	412	213	10	122	14	1,57
14,00	0,78	5	172	1035	642	22	324	49	2,59

Lebensmittel (je 100g verzehrbarer Anteil)	Ener. kcal	Vitamine A-Äq. mg	E mg	B_1 mg	B_2 mg
Mortadella, fettarm	284	0,16	0,15	0,45	0,13
Plockwurst	519	0,04	0,22	0,23	0,18
Preßkopf	450	0,01	0,11	0,10	0,08
Rauchfleisch	200	0,02	0,41	0,24	0,28
Rindswurst	328	0,02	0,20	0,07	0,17
Rostbratwurst, roh	260	0,27	0,20	1,21	0,30
Salami	550	0,05	0,29	0,87	0,32
Saumagen, Pfälzer	274	0,05	0,15	0,29	0,15
Schinkenplockwurst, luftgetr.	351	0,26	0,30	1,29	0,44
Schinkenpreßkopf	423	0,00	0,14	0,18	0,09
Schinkenspeck, roh	402	0,00	0,40	0,48	0,18
Schinkenwurst	314	0,14	0,17	0,84	0,20
Schinkenwurst, Göttinger	375	0,01	0,28	1,54	0,34
Schwarzwälder Speck	598	0,00	0,10	0,40	0,10
Schinken, gekocht	215	0,03	0,11	0,58	0,20
gefüllt (Zub.)	193	0,04	0,16	0,90	0,21
geräuchert	360	0,00	0,10	0,50	0,21
Schwartenmagen	333	0,00	0,15	0,17	0,19
Speck, durchwachsen	645	0,00	0,30	0,40	0,14
Sternpastete	281	0,12	0,15	0,75	0,18
Streichmettwurst	519	0,02	0,24	0,83	0,21
Sülzkotelett	190	0,26	0,12	0,64	0,17
Teewurst	428	0,02	0,20	0,63	0,18
Thüringer Rotwurst	163	2,38	0,15	0,55	0,88
Tiroler Schinkenwurst	255	0,01	0,24	1,05	0,31
Trüffelleberwurst	303	4,38	0,24	0,32	1,57
Trüffelmosaikpastete	282	0,10	0,28	0,71	0,26
Weißwurst, roh	305	0,02	0,20	0,18	0,21
Wiener Würstchen (Kons.)	273	0,00	0,15	0,30	0,14
Würfelpastete	278	0,11	0,14	0,70	0,17
Wurst-Käse-Salat mit Mayon.	245	0,04	1,36	0,16	0,13
Wurstsalat m. Öl	304	0,04	3,50	0,25	0,13
Wurstsülze	252	0,43	0,22	0,44	0,25
Zigeuner-/Paprikaspeckwurst	301	0,28	0,16	0,72	0,22
Zungenblutwurst	391	0,01	0,20	0,17	0,19
Zungenpreßkopf	389	4,60	0,22	0,13	1,41
Zwiebelleberwurst, einfach	428	0,51	0,29	0,03	0,23
Zwiebelwurst	474	0,00	0,17	0,10	0,06

Vitamine				Mineralstoffe					
Niacin -Äq. mg	B_6 mg	Fols.-Äq. µg	C mg	Na mg	K mg	Ca mg	P mg	Mg mg	Fe mg
4,83	0,25	2	0	42	216	5	117	15	0,91
7,06	0,30	4	124	1010	291	20	160	22	1,96
3,28	0,07	1	1	232	99	14	114	8	5,13
9,66	0,50	6	0	2176	418	38	232	37	3,16
7,13	0,28	4	0	1082	304	16	432	21	2,21
11,94	0,62	4	0	1076	532	17	277	40	2,23
12,71	0,56	5	168	1174	537	30	298	43	2,74
6,42	0,30	6	171	949	369	21	155	30	1,89
17,97	0,87	8	209	1242	779	34	411	58	3,91
4,70	0,12	1	0	49	139	9	132	11	1,11
5,75	0,15	1	0	560	240	5	120	15	0,60
8,36	0,41	3	0	65	362	10	208	24	1,54
14,97	0,68	6	186	1106	647	33	350	46	2,83
4,15	0,14	1	0	1020	200	10	120	10	0,60
7,35	0,36	2	0	960	300	12	150	24	2,40
8,76	0,41	3	146	887	376	18	283	29	1,67
7,40	0,40	1	0	900	250	10	210	20	2,00
8,48	0,26	4	0	743	263	22	190	22	2,99
3,67	0,35	2	0	1020	200	10	120	15	0,80
7,59	0,39	3	0	1012	330	15	190	24	4,17
8,43	0,38	3	126	999	363	20	198	27	1,64
5,25	0,38	3	1	980	290	24	163	27	1,27
7,29	0,32	3	119	939	327	17	172	23	1,61
9,94	0,49	24	6	88	322	6	203	20	16,09
13,01	0,58	5	164	982	551	28	312	43	2,76
13,50	0,43	42	177	932	318	23	302	29	15,94
8,26	0,39	4	1	985	341	17	201	25	3,35
7,82	0,33	4	2	836	323	22	460	22	2,08
5,24	0,21	2	97	1038	209	12	325	15	1,10
7,04	0,36	3	0	994	306	15	178	23	4,49
2,80	0,12	17	4	521	196	150	204	27	0,97
3,46	0,16	7	63	959	161	23	245	14	1,05
6,59	0,29	11	48	742	268	22	191	23	2,70
7,53	0,35	3	113	1045	372	21	433	29	2,03
4,13	0,16	3	1	891	107	26	99	13	8,74
7,58	0,22	78	105	278	140	12	217	12	8,06
3,93	0,05	8	103	962	75	21	87	9	5,86
2,79	0,08	1	0	21	92	7	61	7	0,96

Lebensmittel (je 100g verzehrbarer Anteil)	Ener. kcal	Vitamine A-Äq. mg	E mg	B_1 mg	B_2 mg

Gemüse, Gemüseprodukte und Zubereitungen

Gemüse, Kartoffeln und Hülsenfrüchte

Lebensmittel (je 100g verzehrbarer Anteil)	Ener. kcal	A-Äq. mg	E mg	B_1 mg	B_2 mg
Artischocken, roh	51	0,02	0,20	0,11	0,02
Artischockenböden (Kons.)	28	0,01	0,11	0,03	0,01
Aubergine	22	0,00	0,03	0,05	0,04
Avocado	212	0,02	2,20	0,10	0,18
Bambussprossen	30	0,00	0,30	0,15	0,07
Bleichsellerie	15	0,00	0,20	0,04	0,07
Blumenkohl, roh	21	0,01	0,30	0,10	0,10
Gemüse	65	0,00	0,47	0,04	0,05
überbacken m. Béchamelsauce	75	0,02	0,29	0,04	0,06
Bohnen, dick	296	0,01	0,27	0,20	0,17
dick, mit Speck (Zub.)	271	0,01	0,22	0,17	0,13
Eintopf	118	0,03	0,63	0,06	0,07
grün, Gemüse	51	0,07	0,73	0,04	0,06
grün, roh	30	0,07	0,28	0,08	0,12
Kidneybohnen (Kons.)	200	0,00	0,20	0,34	0,13
Limabohnen, gegart	68	0,07	0,50	0,28	0,12
Mungobohnensprossen, roh	41	0,00	0,09	0,10	0,13
Sojabohnen, getrocknet	459	0,08	0,82	1,06	0,43
Sojabohnensprossen, roh	63	0,01	0,08	0,09	0,08
Sojabohnensprossen (Kons.)	35	0,00	0,05	0,06	0,05
Suppe, serbisch (Kons.)	191	0,02	0,58	0,11	0,07
weiß, getrocknet	300	0,07	2,10	0,16	0,20
Wachsbohnen, roh	33	0,02	0,45	0,08	0,12
Brokkoli, roh	26	0,32	0,88	0,10	0,25
gedünstet	65	0,20	0,85	0,06	0,16
Chicorée, roh	13	0,17	0,10	0,05	0,04
Salat mit saurer Sahne	71	0,16	2,03	0,04	0,06
Chinakohl	11	0,01	0,12	0,03	0,04
Cornichons (Sauerkons.)	7	0,01	0,05	0,02	0,02
Eisbergsalat	13	0,60	0,60	0,05	0,03
Endiviensalat (Escariol)	16	0,20	1,00	0,05	0,12
Erbsen, grün, roh	87	0,06	0,50	0,32	0,15
grün, getrocknet	331	0,08	5,13	0,07	0,19
geschält, tiefgefroren	349	0,01	3,00	0,72	0,29
Erbsen- und Karottengemüse	102	0,73	0,74	0,04	0,06
grün, Gemüse	129	0,06	1,27	0,13	0,07
Kichererbsen, getrocknet	333	0,03	2,00	0,50	0,17
Suppe	55	0,04	0,23	0,03	0,02
Feldsalat	15	0,63	0,60	0,07	0,08
Fenchel	27	0,58	6,00	0,22	0,11

Vitamine				Mineralstoffe					
Niacin -Äq. mg	B_6 mg	Fols.-Äq. µg	C mg	Na mg	K mg	Ca mg	P mg	Mg mg	Fe mg
1,32	0,10	22	8	45	350	50	130	26	1,50
0,48	0,02	2	2	269	192	32	99	16	0,86
0,88	0,08	13	5	4	250	12	20	11	0,40
1,83	0,50	30	14	3	500	10	40	30	0,60
1,03	0,10	36	5	6	500	14	55	3	0,60
0,83	0,09	7	7	130	340	70	40	11	0,50
1,12	0,20	32	73	16	350	22	50	17	0,65
0,81	0,10	8	28	245	121	19	45	10	0,44
0,92	0,08	6	17	246	108	54	70	10	0,38
5,10	0,24	17	2	30	600	102	391	90	7,10
4,01	0,20	13	1	155	363	73	275	61	4,22
2,13	0,20	8	9	63	384	35	74	27	1,51
0,69	0,11	10	8	195	138	43	43	16	0,48
1,08	0,20	40	16	2	250	60	40	24	0,80
3,55	0,29	30	0	270	764	96	291	120	4,44
1,12	0,16	23	0	20	1750	62	53	201	1,10
1,88	0,09	28	13	6	150	13	54	31	0,91
9,92	0,57	60	35	6	755	393	604	73	9,37
3,25	0,11	22	8	20	300	50	70	30	1,00
1,61	0,05	10	4	255	164	32	66	18	0,58
1,97	0,16	12	1	757	351	36	131	36	1,70
5,53	0,40	46	2	10	1300	110	350	130	6,10
0,85	0,10	13	0	7	243	50	43	24	1,00
1,55	0,20	60	110	15	450	100	80	24	1,30
1,06	0,11	16	54	200	256	70	69	18	0,78
0,52	0,05	37	10	5	190	20	23	13	0,70
0,52	0,04	30	8	10	172	33	32	12	0,58
0,63	0,10	50	35	7	200	40	30	11	0,60
0,14	0,02	8	5	377	78	17	40	8	0,32
0,37	0,04	3	4	9	158	19	20	9	0,50
0,73	0,07	18	10	50	340	50	60	10	1,40
3,38	0,16	23	25	2	300	25	100	30	1,90
6,71	0,20	5	11	0	1175	71	356	107	6,76
6,35	0,06	22	1	15	475	48	224	70	2,50
1,07	0,08	2	4	163	151	42	55	13	0,49
2,12	0,10	4	10	34	156	20	64	20	1,15
4,50	0,54	60	4	30	700	140	350	130	7,00
0,88	0,05	1	2	83	80	17	75	13	0,70
0,71	0,20	22	30	4	420	30	49	13	2,00
0,62	0,10	76	93	90	500	100	51	30	2,70

Lebensmittel (je 100g verzehrbarer Anteil)	Ener. kcal	Vitamine A-Äq. mg	E mg	B_1 mg	B_2 mg
Getreidesprossen	73	0,00	0,33	0,12	0,04
Gewürzgurken (Sauerkons.)	10	0,01	0,04	0,01	0,01
Grünkohl, roh	30	0,83	2,00	0,10	0,25
Gemüse	67	0,54	1,37	0,07	0,17
Gurke, roh	10	0,03	0,10	0,03	0,03
Gemüse	71	0,21	0,28	0,04	0,09
Salat mit Joghurt	43	0,03	0,53	0,03	0,07
Karotten, roh	28	1,83	0,60	0,07	0,05
Saft	14	0,91	0,30	0,03	0,03
Salat (Sauerkons.)	15	0,90	0,29	0,03	0,02
Kartoffeln, geschält, roh	83	0,00	0,08	0,08	0,03
Auflauf	139	0,08	0,41	0,07	0,10
Bauernfrühstück	135	0,04	0,24	0,14	0,10
Béchamelkartoffeln	88	0,01	0,25	0,07	0,05
Bratkartoffeln	121	0,03	0,88	0,09	0,04
Brei	105	0,02	0,13	0,09	0,08
Chips	573	0,00	6,10	0,19	0,07
Klöße aus gek. Kart.	127	0,02	0,26	0,09	0,06
Klöße halb u. halb, Tr.-prod. (Zub.)	104	0,00	0,17	0,10	0,04
Kroketten	225	0,02	1,15	0,09	0,07
Pellkartoffeln	85	0,00	0,09	0,11	0,04
Pommes frites	272	0,00	4,13	0,08	0,05
Puffer	207	0,02	4,51	0,09	0,06
Püree, Tr.-prod. (Zub.)	202	0,01	0,04	0,06	0,14
Rösti	136	0,02	0,16	0,10	0,04
Salat mit Mayonnaise	103	0,01	0,28	0,10	0,05
Stärkemehl	353	0,00	0,00	0,01	0,00
Suppe m. Speck u. Zwiebeln	90	0,05	0,38	0,04	0,03
Süßkartoffeln (Batate)	106	0,67	4,00	0,10	0,06
Sticks	555	0,01	6,00	0,20	0,12
Knoblauch	125	0,00	0,10	0,23	0,08
Kohlrabi, roh	26	0,03	0,40	0,05	0,05
gedünstet	61	0,03	0,50	0,03	0,03
Kohlrübe (Steckrübe)	24	0,02	0,20	0,05	0,05
Kopfsalat	13	0,17	0,50	0,07	0,08
Kresse (1 Kästchen = 15g)	4	0,06	0,53	0,02	0,03
Kürbis, roh	17	0,28	0,10	0,08	0,06
Konserve, ungesüßt	14	0,02	0,33	0,03	0,05
Lauch (Porree), roh	26	0,03	1,00	0,10	0,05
Cremesuppe	25	0,01	0,10	0,01	0,00
Gemüse	66	0,04	1,15	0,03	0,02
Linsen, getrocknet	327	0,01	1,14	0,17	0,14
Eintopf m. Speck u. Kartoffeln	97	0,06	0,19	0,08	0,05
Sprossen, roh	126	0,01	0,09	0,23	0,13

Vitamine				Mineralstoffe					
Niacin-Äq. mg	B_6 mg	Fols.-Äq. µg	C mg	Na mg	K mg	Ca mg	P mg	Mg mg	Fe mg
2,88	0,11	4	0	1	100	11	100	50	0,80
0,10	0,01	5	4	261	84	15	33	12	0,40
2,87	0,25	47	110	50	450	210	80	30	2,00
1,87	0,14	13	56	166	275	150	61	24	1,29
0,27	0,04	15	10	8	140	20	24	9	0,50
1,11	0,05	7	6	119	100	22	42	8	1,01
0,44	0,04	13	8	20	146	48	43	10	0,39
0,75	0,10	7	7	60	250	40	30	15	0,63
0,37	0,05	4	3	226	125	25	46	10	0,35
0,36	0,05	4	3	215	128	25	43	10	0,38
1,57	0,19	4	14	3	440	10	45	25	0,70
1,41	0,14	8	7	234	222	21	76	17	0,84
2,42	0,19	9	9	260	281	18	77	20	1,00
1,18	0,10	4	8	104	259	22	56	17	0,48
1,42	0,20	7	12	197	320	6	41	22	0,61
1,59	0,20	7	12	236	348	39	64	25	0,60
5,85	0,89	7	17	550	1190	37	130	56	2,10
1,69	0,19	8	11	275	298	12	62	23	0,87
1,64	0,18	7	13	263	385	7	52	25	0,75
1,89	0,17	8	9	54	278	11	63	23	0,84
1,66	0,18	7	15	2	449	4	44	24	0,71
2,75	0,31	8	14	122	737	34	80	41	2,80
1,53	0,19	8	11	168	304	11	52	21	0,72
3,79	0,39	7	7	709	562	82	194	57	1,22
1,60	0,20	7	12	206	329	7	44	23	0,77
1,59	0,21	11	16	490	395	16	55	23	0,70
0,13	0,01	0	0	5	15	30	10	6	1,50
1,34	0,15	4	7	462	338	27	79	21	1,32
1,03	0,25	38	24	5	400	30	45	20	0,70
4,63	0,32	14	47	720	1200	50	170	70	2,30
1,82	0,20	16	15	19	500	40	135	35	1,40
2,13	0,12	8	64	30	380	70	50	45	0,90
1,60	0,09	3	35	242	183	69	38	27	0,70
1,22	0,20	24	38	10	230	50	30	11	0,45
0,62	0,06	23	14	10	230	35	30	10	1,00
0,34	0,04	3	9	2	83	30	9	6	0,38
1,82	0,36	9	13	7	350	30	40	20	0,70
0,68	0,07	7	12	235	139	21	41	16	0,32
0,80	0,25	16	25	7	250	80	45	18	1,00
0,12	0,02	1	1	4	15	12	51	4	0,16
0,44	0,11	3	7	257	84	46	44	9	0,50
5,00	0,36	6	0	20	780	60	350	80	7,00
1,49	0,10	3	5	143	193	19	75	15	0,82
2,33	0,19	47	17	11	322	25	170	37	3,21

Lebensmittel (je 100g verzehrbarer Anteil)	Ener. kcal	Vitamine A-Äq. mg	E mg	B_1 mg	B_2 mg
Luzernensprossen (Alfalfa)	34	0,00	0,09	0,08	0,13
Mangold	24	0,60	1,50	0,09	0,16
Maniok (Cassava)	130	0,01	0,00	0,06	0,05
Meerrettich, roh	63	0,00	0,10	0,14	0,11
Konserve	41	0,00	0,07	0,09	0,07
Oliven, grün	143	0,03	0,50	0,03	0,08
schwarz	145	0,01	0,50	0,02	0,07
Okras	20	0,02	0,13	0,12	0,08
Paprikaschote, roh	21	0,03	0,65	0,06	0,05
gefüllt m. Hackfl.	89	0,13	0,66	0,08	0,07
Gemüse	86	0,15	2,33	0,10	0,12
Palmenherzen	36	0,02	0,20	0,09	0,04
Petersilie, gehackt (1 EL = 3g)	1	0,00	0,00	0,00	0,01
Perlzwiebeln (Kons.)	50	0,00	0,10	0,03	0,02
Pfefferschoten	38	0,33	2,90	0,07	0,11
Radicchio	13	0,13	0,50	0,04	0,03
Radieschen	17	0,00	0,05	0,04	0,03
Rettich	10	0,00	0,05	0,03	0,03
Romanasalat	16	0,26	0,50	0,10	0,10
Rosenkohl, roh	38	0,07	1,10	0,12	0,14
Gemüse, gedünstet	81	0,05	1,09	0,06	0,08
Rote Bete, roh	37	0,00	0,04	0,03	0,04
Sauerkonserve	24	0,00	0,03	0,02	0,03
Rotkohl, roh	23	0,00	0,90	0,07	0,05
Gemüse	69	0,00	0,68	0,04	0,04
Sauerkraut, abgetropft, roh	20	0,00	0,15	0,03	0,04
Elsässer Sauerkr., kalorienreduz.	71	0,01	1,55	0,03	0,04
Konserve	13	0,00	0,09	0,02	0,03
Schalotten	77	0,00	0,15	0,06	0,02
Schnittlauch, gehackt (1 EL = 6g)	2	0,03	0,10	0,01	0,01
Schwarzwurzeln, roh	16	0,00	6,00	0,10	0,04
Gemüse	113	0,00	4,95	0,08	0,04
Sellerie, roh	15	0,00	0,20	0,04	0,07
Salat (Sauerkons.)	12	0,00	1,15	0,02	0,04
Sellerie-Apfel-Salat	152	0,02	5,58	0,04	0,05
Sellerie-Lauch-Suppe	37	0,01	0,45	0,01	0,02
Suppe	41	0,00	0,46	0,01	0,02
Spargel, roh	19	0,01	2,10	0,11	0,12
Cremesuppe (Kons.)	34	0,03	0,30	0,01	0,02
Gemüse	95	0,05	0,22	0,03	0,05
Salat mit Dressing	92	0,01	5,18	0,09	0,10
Spinat, roh	18	0,72	2,60	0,10	0,23
Blattspinat, roh	18	0,72	2,60	0,10	0,23
Gemüse	87	0,56	2,37	0,02	0,07

Vitamine				Mineralstoffe					
Niacin -Äq. mg	B_6 mg	Fols.-Äq. µg	C mg	Na mg	K mg	Ca mg	P mg	Mg mg	Fe mg
1,15	0,03	17	8	6	79	30	70	27	0,96
1,10	0,09	22	35	100	400	100	40	72	2,70
1,00	0,20	13	34	2	400	40	40	66	1,40
1,35	0,18	24	117	9	560	110	65	32	1,50
0,88	0,12	16	77	240	368	76	64	23	1,01
0,85	0,02	30	0	2200	55	61	17	22	1,60
0,78	0,01	25	0	820	40	80	20	16	1,60
1,18	0,08	40	30	5	250	80	70	60	1,00
0,70	0,22	10	139	2	210	10	25	12	0,70
1,90	0,13	6	28	104	193	19	58	13	0,73
1,80	0,46	12	107	192	385	33	59	26	1,28
1,32	0,10	22	9	40	350	50	90	26	1,00
0,04	0,01	–	5	1	30	7	4	1	0,16
0,40	0,07	7	10	240	164	30	54	8	0,68
1,27	0,36	29	200	6	280	14	38	20	1,00
0,47	0,10	21	28	10	240	40	27	11	1,50
0,33	0,08	19	28	30	240	40	30	10	1,50
0,47	0,07	17	27	18	320	33	30	15	0,70
0,80	0,07	23	24	8	290	36	45	6	1,10
1,45	0,28	72	114	7	400	32	80	20	1,00
1,28	0,20	25	64	195	192	32	57	13	0,79
0,42	0,05	74	10	60	350	30	40	20	0,80
0,26	0,03	46	6	225	221	23	46	15	0,55
0,68	0,15	25	55	10	270	40	30	18	0,60
0,49	0,09	7	29	245	179	32	25	15	0,45
0,42	0,20	10	20	400	270	50	37	12	0,60
0,43	0,16	10	21	476	249	42	34	12	0,64
0,26	0,12	6	12	493	168	36	46	9	0,40
0,78	0,12	13	8	12	334	37	60	10	1,20
0,07	0,01	1	3	0	18	6	4	2	0,09
0,58	0,16	11	4	5	320	50	75	20	2,50
0,63	0,11	3	3	364	255	53	72	20	1,92
0,83	0,09	7	7	130	340	70	40	11	0,50
0,65	0,10	4	4	226	180	40	73	9	0,42
0,59	0,09	7	10	314	201	43	44	12	0,68
0,38	0,04	1	3	123	44	38	65	6	0,27
0,38	0,03	1	1	120	39	30	65	6	0,26
1,37	0,06	73	21	4	210	22	52	20	1,00
0,29	0,01	4	2	70	39	20	59	7	0,32
1,31	0,04	5	2	141	105	31	62	13	0,55
1,16	0,05	61	18	4	184	19	45	18	0,90
1,37	0,22	56	50	60	640	125	55	60	3,50
1,37	0,22	56	50	60	640	125	55	60	3,50
1,09	0,18	19	7	290	55	86	30	23	0,35

Lebensmittel (je 100g verzehrbarer Anteil)	Ener. kcal	Vitamine A-Äq. mg	E mg	B_1 mg	B_2 mg
Spitzkohl	24	0,03	0,15	0,05	0,05
Suppengrün	26	0,76	1,45	0,09	0,12
Tomaten/Fleischtomaten, roh	19	0,12	0,93	0,06	0,04
Cremesuppe	24	0,04	0,24	0,01	0,01
Suppe, gebunden	34	0,04	0,40	0,01	0,01
Tomaten-Gemüse-Saft	22	0,13	1,12	0,04	0,03
Tomatenpaprika (Sauerkons.)	17	0,15	1,32	0,02	0,04
Topinambur	32	0,00	0,20	0,20	0,06
Weißkohl, roh	24	0,01	0,20	0,05	0,04
Bayerisches Kraut	54	0,00	0,15	0,02	0,03
Gemüse	81	0,01	0,23	0,04	0,04
Kohlroulade m. Hackfl.-füllung	106	2,39	0,28	0,08	0,76
Salat, gedünstet, m. Joghurt	34	0,03	0,21	0,05	0,07
Salat mit Öl	57	0,01	1,82	0,04	0,03
Wirsingkohl, roh	32	0,03	2,50	0,06	0,06
Gemüse	98	0,02	1,84	0,03	0,03
Zucchini	19	0,05	0,50	0,07	0,09
Zuckermais, roh	104	0,04	0,10	0,15	0,10
Konserve	90	0,04	0,09	0,13	0,09
Zwiebeln/Gemüsezwiebeln, roh	32	0,01	0,15	0,04	0,04
Gemüse mit Speck	54	0,03	0,13	0,03	0,04
getrocknet	271	0,02	1,15	0,27	0,31
Suppe	41	0,02	0,07	0,00	0,01
Frühlingsrolle	274	0,08	2,59	0,18	0,10
Gazpacho (span. Gemüsesuppe)	68	0,08	1,18	0,03	0,04
Gemüsecremesuppe	40	0,11	0,20	0,01	0,01
Gemüseeintopf m. Schweinefleisch	48	0,03	0,09	0,06	0,04
Gemüsepichelsteiner	124	0,16	0,92	0,07	0,05
Leipziger Allerlei	40	0,45	0,76	0,05	0,06
Minestrone	40	0,06	0,20	0,01	0,02
Ratatouille	61	0,07	1,01	0,04	0,04
Salat, gemischt	71	0,03	1,33	0,06	0,04
Waldorfsalat m. Mayonnaise	121	0,03	2,71	0,04	0,07

Pilze

Champignons, roh	22	0,00	0,09	0,08	0,35
Konserve	12	0,00	0,06	0,06	0,25
Hallimasche	34	0,00	0,10	0,10	0,40
Morcheln	27	0,00	0,21	0,13	0,06
Pilzsuppe	35	0,03	0,08	0,01	0,04
Pfifferlinge (Kons.)	10	0,12	0,02	0,03	0,17
Rotkappen	22	0,00	0,10	0,10	0,40

Vitamine				Mineralstoffe					
Niacin -Äq. mg	B_6 mg	Fols.-Äq. µg	C mg	Na mg	K mg	Ca mg	P mg	Mg mg	Fe mg
0,67	0,15	40	60	8	250	50	30	9	0,50
1,32	0,19	16	50	46	463	110	74	21	2,08
0,73	0,10	20	22	6	300	13	25	15	0,50
0,25	0,02	2	4	85	67	9	47	6	0,20
0,31	0,03	3	5	102	82	11	44	7	0,24
0,53	0,06	5	13	334	362	24	81	21	0,67
0,63	0,14	13	68	301	117	13	48	9	0,29
1,77	0,09	31	4	3	470	15	78	17	3,50
0,56	0,13	36	45	10	230	45	30	20	0,50
0,34	0,06	9	18	317	113	30	43	13	0,31
0,52	0,09	13	26	471	169	41	34	17	0,43
5,28	0,18	31	23	23	188	28	116	19	6,78
0,66	0,11	29	35	429	228	68	45	22	0,57
0,42	0,10	24	29	7	167	32	24	14	0,39
0,80	0,18	66	50	10	270	50	60	15	0,90
0,71	0,12	22	26	238	125	46	41	9	0,70
0,92	0,09	11	16	1	200	23	23	20	0,80
2,05	0,20	43	12	1	300	5	120	46	0,70
1,76	0,17	37	10	307	259	7	112	41	0,61
0,50	0,12	13	10	10	170	31	40	10	0,50
0,64	0,09	4	6	170	127	27	43	10	0,48
3,60	0,97	56	34	85	1447	264	340	85	4,26
0,17	0,01	0	1	119	17	10	60	5	0,18
4,26	0,15	2	0	1142	259	19	141	29	1,80
0,57	0,09	13	29	30	152	15	39	10	0,44
0,43	0,04	2	4	109	95	17	50	9	0,40
1,20	0,13	4	14	79	178	20	50	12	0,45
1,93	0,22	6	13	83	470	37	67	28	1,82
0,97	0,09	8	19	19	184	39	50	14	0,80
0,42	0,03	2	3	78	44	45	78	7	0,24
0,77	0,10	6	26	276	181	16	21	13	0,45
0,88	0,11	10	11	160	245	21	37	15	0,53
0,71	0,10	6	8	118	204	45	54	11	0,57
3,97	0,06	6	4	9	430	7	130	13	1,00
2,79	0,05	12	3	249	246	9	101	9	0,61
5,37	0,05	21	5	3	440	7	70	13	0,89
5,38	0,05	21	5	2	390	11	162	11	1,20
0,48	0,01	1	1	225	40	13	46	4	0,17
4,16	0,02	12	3	246	290	10	51	10	0,96
5,47	0,05	21	5	1	314	30	70	9	1,00

Lebensmittel (je 100g verzehrbarer Anteil)	Ener. kcal	Vitamine A-Äq. mg	E mg	B_1 mg	B_2 mg
Shiitakepilze, roh	60	0,00	0,10	0,04	0,17
getrocknet	344	0,00	0,52	0,17	0,88
Steinpilze, roh	24	0,00	0,20	0,04	0,30
getrocknet	272	0,01	2,08	0,37	3,11
Konserve	14	0,00	0,11	0,02	0,17
Trüffeln	50	0,00	0,10	0,10	0,40

Getränke

Kaffee und Erfrischungsgetränke

Colagetränk (coffeinhaltig)	46	0,00	0,00	0,00	0,00
Fruchtsaftgetränk aus Beerenobst	41	0,00	0,05	0,00	0,00
aus Kernobst	77	0,00	0,15	0,01	0,01
aus Steinobst	41	0,01	0,06	0,00	0,00
aus Trauben	55	0,00	0,19	0,01	0,01
aus Zitrusfrüchten	53	0,00	0,03	0,00	0,00
Kaffee mit Milch und Zucker	34	0,00	0,01	0,00	0,02
Kokosmilch	25	0,00	0,00	0,01	0,00
Limonade	49	0,00	0,00	0,00	0,00
Malzkaffee, Instant (1 EL = 8g)	11	0,00	0,00	0,00	0,00

Alkoholische Getränke

Apfelwein	48	0,00	0,00	0,00	0,00
Bier, alkoholfrei	28	0,00	0,00	0,00	0,03
Bier, Pils, hell	42	0,00	0,00	0,00	0,03
Bier mit Limonade	34	0,00	0,00	0,00	0,01
Berliner Weiße mit Schuß	46	0,00	0,00	0,00	0,03
Doppelbock	59	0,00	0,00	0,00	0,03
Export, hell	45	0,00	0,00	0,00	0,02
Malzbier	49	0,00	0,00	0,00	0,03
Starkbier	58	0,00	0,00	0,00	0,03
Weizenbier, obergärig	40	0,00	0,00	0,00	0,03
Branntwein, 38 Vol.-%	249	0,00	0,00	0,00	0,00
Calvados, 40 Vol.-%	235	0,00	0,00	0,00	0,00
Champagner, trocken	72	0,00	0,00	0,00	0,01
Cherry-Brandy	341	0,00	0,00	0,00	0,00
Cognac, 40 Vol.-%	235	0,00	0,00	0,00	0,00
Curaçao, 30 Vol.-%	325	0,00	0,00	0,00	0,00
Eierlikör, 20 Vol.-%	321	0,06	0,36	0,03	0,04
Genever, 38 Vol.-%	198	0,00	0,00	0,00	0,00

Vitamine				Mineralstoffe					
Niacin-Äq. mg	B_6 mg	Fols.-Äq. µg	C mg	Na mg	K mg	Ca mg	P mg	Mg mg	Fe mg
2,05	0,05	21	2	4	120	3	29	14	0,44
7,20	0,27	60	5	23	690	17	167	80	2,53
7,35	0,03	21	3	6	486	23	115	12	1,00
61,60	0,33	121	12	69	5603	265	1326	138	11,53
4,21	0,02	12	1	248	278	18	92	9	0,61
5,28	0,05	21	5	77	526	24	62	24	3,50

0,00	0,00	0	0	7	1	4	15	1	0,03
0,05	0,01	1	4	5	26	10	55	4	0,21
0,06	0,01	1	1	4	62	10	47	5	0,24
0,04	0,00	0	0	5	28	8	54	4	0,15
0,09	0,02	1	1	4	55	10	44	4	0,20
0,02	0,00	1	6	4	17	9	52	4	0,13
0,73	0,00	0	0	4	61	9	7	2	0,05
0,15	0,03	4	2	100	280	27	33	30	0,15
0,00	0,00	0	0	7	1	5	3	1	0,07
0,27	0,01	0	0	6	66	2	8	3	0,06

0,01	0,01	0	0	7	70	8	3	3	0,50
0,72	0,03	4	0	3	50	3	15	6	0,05
0,85	0,04	4	0	5	35	6	20	8	0,03
0,43	0,02	2	0	6	18	6	12	5	0,05
0,64	0,04	4	0	5	24	3	13	8	0,03
0,72	0,04	4	0	4	30	6	25	8	0,02
0,95	0,04	4	0	5	33	6	20	8	0,01
0,72	0,03	4	0	1	45	1	5	6	0,21
0,72	0,04	4	0	4	30	6	25	8	0,02
0,65	0,04	4	0	5	22	3	13	8	0,02
0,00	0,00	0	0	0	3	2	0	0	0,00
0,00	0,00	0	0	1	2	2	3	1	0,02
0,07	0,02	0	0	4	60	3	7	6	0,50
0,00	0,00	0	0	1	2	2	3	1	0,00
0,00	0,00	0	0	1	2	2	3	1	0,02
0,00	0,00	0	0	1	2	2	3	1	0,00
1,04	0,03	7	0	5	14	14	50	1	0,70
0,00	0,00	0	0	1	3	2	0	0	0,00

		Vitamine			
Lebensmittel (je 100g verzehrbarer Anteil)	Ener. kcal	A-Äq. mg	E mg	B_1 mg	B_2 mg
Gin, 45 Vol.-%	249	0,00	0,00	0,00	0,00
Glühwein	92	0,00	0,03	0,00	0,02
Grand Marnier, 32 Vol.-%	352	0,00	0,00	0,00	0,00
Himbeergeist, 40 Vol.-%	249	0,00	0,00	0,00	0,00
Kirschwasser, 40 Vol.-%	249	0,00	0,00	0,00	0,00
Madeirawein	171	0,00	0,00	0,00	0,00
Mandellikör, 25 Vol.-%	341	0,06	0,36	0,03	0,04
Portwein	166	0,00	0,00	0,00	0,01
Rotwein, leicht	60	0,00	0,00	0,00	0,02
mittelschwer	60	0,00	0,00	0,00	0,02
schwer	74	0,00	0,00	0,00	0,02
Rum, 40 Vol.-%	233	0,00	0,00	0,00	0,00
Sekt	100	0,00	0,00	0,00	0,01
Sherry, trocken	118	0,00	0,00	0,00	0,01
Tokayer	179	0,00	0,00	0,00	0,01
Wacholderschnaps, 32 Vol.-%	249	0,00	0,00	0,00	0,00
Weinbrand, 38 Vol.-%	235	0,00	0,00	0,00	0,00
Weißwein, Auslese	102	0,00	0,00	0,00	0,01
Eiswein (Beerenauslese)	102	0,00	0,00	0,00	0,01
Kalte Ente	73	0,00	0,02	0,00	0,01
lieblich	102	0,00	0,00	0,00	0,01
Schorle	40	0,00	0,00	0,00	0,01
trocken	65	0,00	0,00	0,00	0,01
Weißherbst (Qualitätswein)	74	0,00	0,00	0,00	0,01
Wermutwein	123	0,00	0,00	0,00	0,00
Whisky, 40 Vol.-%	249	0,00	0,00	0,00	0,00
Zwetschgenwasser, 40 Vol.-%	249	0,00	0,00	0,00	0,00

Getreide und Getreideerzeugnisse

Getreide und Getreidegerichte

Buchweizen (Korn), geschält	360	0,00	2,50	0,27	0,15
Grütze	362	0,00	0,10	0,30	0,09
Schrot (Type 1700)	363	0,00	2,50	0,50	0,15
Vollkornmehl	360	0,00	2,10	0,58	0,15
Gerste (Korn), geschält	333	0,00	0,65	0,43	0,16
Flocken	346	0,00	0,65	0,18	0,08
Graupen	352	0,00	0,20	0,20	0,06
Grütze	346	0,00	0,65	0,18	0,08
Schrot	333	0,00	0,65	0,43	0,16
Grünkern (Korn), geschält	343	0,00	1,60	0,40	0,15
Mehl	355	0,00	0,80	0,50	0,10

Vitamine				Mineralstoffe					
Niacin-Äq. mg	B_6 mg	Fols.-Äq. µg	C mg	Na mg	K mg	Ca mg	P mg	Mg mg	Fe mg
0,00	0,00	0	0	0	3	2	0	0	0,00
0,09	0,02	0	4	3	97	8	14	9	0,84
0,00	0,00	0	0	1	2	2	3	1	0,00
0,00	0,00	0	0	0	3	2	0	0	0,00
0,00	0,00	0	0	0	3	2	0	0	0,00
0,08	0,01	0	0	4	90	3	10	11	0,30
0,16	0,03	7	0	5	14	14	50	1	0,70
0,06	0,01	0	0	4	97	4	12	11	0,40
0,09	0,02	0	2	3	100	7	13	8	0,90
0,09	0,02	0	2	3	100	7	13	8	0,90
0,10	0,02	0	2	4	90	8	14	8	0,60
0,00	0,00	0	0	0	3	2	0	0	0,00
0,07	0,02	0	0	4	60	3	7	6	0,50
0,10	0,01	0	0	10	57	7	11	13	0,39
0,06	0,01	0	0	4	80	6	12	11	0,40
0,00	0,00	0	0	0	3	2	0	0	0,00
0,00	0,00	0	0	1	2	2	3	1	0,02
0,08	0,01	0	0	13	110	14	13	11	0,58
0,08	0,01	0	0	13	110	14	13	11	0,58
0,08	0,01	0	2	18	82	12	9	9	0,55
0,08	0,01	0	0	13	110	14	13	11	0,58
0,04	0,01	0	0	35	46	12	33	11	0,40
0,09	0,02	0	0	3	80	9	15	9	0,60
0,07	0,02	0	2	4	75	12	6	7	0,95
0,04	0,01	0	0	17	40	7	7	5	0,34
0,00	0,00	0	0	0	3	2	0	0	0,00
0,00	0,00	0	0	0	3	2	0	0	0,00

5,18	0,58	30	0	2	350	25	260	100	3,20
4,67	0,40	10	0	1	220	10	150	50	2,00
5,18	0,55	18	0	2	350	25	260	100	3,20
5,63	0,42	18	0	1	680	33	250	50	2,00
6,87	0,56	29	0	20	440	40	340	110	2,80
5,20	0,30	11	0	4	160	16	190	67	2,00
5,23	0,22	11	0	4	180	15	200	20	2,00
5,20	0,30	11	0	4	160	16	190	67	2,00
6,87	0,56	29	0	20	440	40	340	110	2,80
6,93	0,45	30	0	3	450	25	410	130	4,20
6,70	0,45	30	0	3	350	20	410	130	4,20

Lebensmittel (je 100g verzehrbarer Anteil)	Ener. kcal	Vitamine A-Äq. mg	E mg	B_1 mg	B_2 mg
Schrot (Type 1700)	353	0,00	0,80	0,50	0,14
Hafer (Korn), geschält	381	0,00	1,10	0,52	0,17
Brei	76	0,02	0,15	0,04	0,09
Flocken	384	0,00	1,50	0,59	0,15
Flockenbrei	78	0,03	0,17	0,04	0,09
Grütze	395	0,00	1,50	0,60	0,22
Haferschleim	17	0,00	0,07	0,01	0,01
Müsli m. Milch, Zucker u. Obst	203	0,01	1,13	0,13	0,08
Müsli Tr.-obst u. Nüssen	428	0,00	6,50	0,40	0,11
Schrot (Type 1700)	380	0,00	0,50	0,53	0,15
Hirse (Korn), geschält	323	0,00	0,12	0,73	0,38
Flocken	373	0,00	0,90	0,23	0,13
Mehl	364	0,00	0,90	0,25	0,10
Mais (Korn)	351	0,06	2,00	0,36	0,20
Corn-flakes	369	0,00	0,40	0,06	0,04
Grieß	367	0,05	0,70	0,64	0,38
Mehl	355	0,05	1,30	0,44	0,10
Polenta (gebackener Maisbrei)	431	0,04	1,49	0,41	0,28
Popcorn, süß	409	0,00	0,40	0,10	0,09
Reis, geschält, roh	366	0,00	0,40	0,06	0,03
Milchreis mit Zucker und Zimt	166	0,04	0,18	0,03	0,12
Nasi Goreng	237	0,05	0,23	0,07	0,05
Naturreis, gegart	108	0,00	0,23	0,12	0,02
Paella	188	0,16	0,68	0,13	0,11
Puffreis	395	0,00	0,40	0,11	0,10
Puffreis m. Zucker/Honig geröstet	409	0,00	0,40	0,10	0,09
Reis, gegart	122	0,00	0,13	0,02	0,01
Reismehl	359	0,00	0,40	0,06	0,03
Reisstärke	361	0,00	0,00	0,00	0,00
Ricecrispies	404	0,00	0,60	1,30	1,50
Roggen (Korn), geschält	314	0,00	2,00	0,35	0,20
Mehl (Type 1150)	328	0,00	1,20	0,23	0,11
Vollkornmehl	300	0,00	1,50	0,37	0,22
Weizen (Korn), geschält	326	0,00	1,40	0,48	0,14
Backschrot (Type1700)	337	0,00	0,80	0,50	0,14
Feinmehl (Type 405)	364	0,00	0,40	0,07	0,03
Flocken	354	0,00	1,40	0,36	0,12
Grieß	358	0,00	1,80	0,12	0,04
- brei	66	0,02	0,14	0,02	0,07
- pudding	76	0,02	0,43	0,01	0,05
- suppe	99	0,03	0,15	0,03	0,14
Grütze	375	0,00	1,00	0,36	0,13

Vitamine				Mineralstoffe					
Niacin-Äq. mg	B_6 mg	Fols.-Äq. µg	C mg	Na mg	K mg	Ca mg	P mg	Mg mg	Fe mg
7,10	0,40	30	0	2	410	22	400	120	4,10
4,69	0,96	15	0	8	355	80	342	129	5,80
0,64	0,03	3	0	28	95	63	68	13	0,31
3,48	0,17	11	0	5	340	50	380	140	4,60
0,67	0,03	3	0	28	89	57	69	13	0,36
4,85	0,90	14	0	6	308	67	350	70	3,90
0,28	0,02	1	0	5	20	9	74	10	0,23
1,01	0,13	8	12	11	282	39	91	36	1,17
3,07	0,20	14	1	5	450	100	340	120	4,30
5,00	0,98	20	0	4	250	70	300	120	5,50
3,65	0,80	30	0	3	430	20	311	200	9,00
4,64	0,80	12	0	1	300	22	260	170	6,40
4,75	0,60	9	0	2	300	22	290	150	6,00
2,57	0,40	17	0	6	330	20	250	120	2,10
2,33	0,07	6	0	1000	130	10	60	15	2,00
5,99	0,15	3	0	1	140	2	73	27	3,91
2,80	0,06	8	0	2	120	18	200	80	2,00
5,12	0,10	1	0	677	131	8	70	29	3,35
3,90	0,07	11	0	3	105	5	90	22	1,00
2,57	0,20	18	0	6	100	6	120	40	0,60
0,97	0,05	3	1	152	131	91	89	17	0,19
3,04	0,12	3	1	300	126	13	109	23	0,86
1,90	0,18	4	0	3	45	8	91	36	0,61
3,73	0,19	6	20	178	209	30	126	23	1,45
4,05	0,07	12	0	3	110	6	100	25	1,06
3,90	0,07	11	0	3	105	5	90	22	1,00
0,85	0,07	6	0	2	33	2	40	13	0,20
2,58	0,20	8	0	4	100	7	90	23	0,40
0,14	0,00	0	0	61	8	20	10	20	0,02
19,50	0,19	7	0	1100	110	7	80	50	0,80
3,37	0,30	40	0	2	490	50	370	120	4,00
2,70	0,35	38	0	1	300	30	250	70	2,50
3,52	0,35	38	0	2	387	26	339	82	3,20
7,00	0,45	30	0	5	450	40	400	150	3,50
7,10	0,46	31	0	3	330	35	360	130	3,80
2,57	0,15	6	0	2	100	15	90	20	1,50
5,75	0,45	30	0	2	380	36	340	150	3,20
3,02	0,10	21	0	2	110	18	90	30	1,00
0,54	0,02	3	0	25	72	54	48	7	0,12
0,56	0,02	3	0	19	45	26	35	6	0,20
0,87	0,04	4	1	45	141	109	86	12	0,10
6,95	0,40	26	0	2	370	45	398	140	3,70

Lebensmittel (je 100g verzehrbarer Anteil)	Ener. kcal	Vitamine A-Äq. mg	E mg	B_1 mg	B_2 mg
Keime	369	0,02	11,00	2,00	0,72
Kleie	203	0,00	2,40	0,70	0,51
Mehl (Type 1050)	355	0,00	0,60	0,43	0,07

Brot und Brötchen

Baguette	265	0,00	0,31	0,06	0,05
Big Mac (1 Port. = 210g)	552	0,11	1,36	0,10	0,25
Cheeseburger (1 Port. = 120g)	321	0,09	1,26	0,10	0,25
Fladenbrot	265	0,00	0,29	0,04	0,02
Grahambrot	205	0,00	0,63	0,20	0,07
Hamburger (1 Port. = 103g)	260	0,07	1,09	0,01	0,25
Knäckebrot	319	0,00	1,58	0,30	0,19
Mehrkorn	321	0,00	1,54	0,31	0,19
mit Buttermilch	320	0,00	1,56	0,30	0,21
mit Sesam	340	0,00	1,76	0,33	0,19
Leinsamenbrot	257	0,00	0,84	0,25	0,21
Mehrkornbrot	230	0,00	1,02	0,21	0,12
Mehrkornbrötchen	263	0,01	0,70	0,17	0,08
Mehrkornvollkornbrot	230	0,00	1,02	0,13	0,12
Paniermehl	379	0,00	0,40	0,20	0,30
Pumpernickel	190	0,00	0,93	0,05	0,09
Roggen- od. Weizenmischbrot	265	0,00	0,61	0,10	0,06
Roggenbrot	268	0,00	0,97	0,15	0,09
Roggenbrötchen	252	0,00	0,55	0,10	0,08
Roggenschrotbrot	223	0,00	0,88	0,15	0,13
Roggenvollkornbrot	217	0,00	0,84	0,15	0,12
Roggenvollkornbrötchen m. Kümmel	228	0,00	0,68	0,27	0,15
Röstbrotwürfel (Croûtons)	332	0,00	0,40	0,17	0,04
Semmelknödel	130	0,05	0,57	0,04	0,10
Toastbrot	272	0,02	0,67	0,15	0,23
Käsetoast mit Schinken	335	0,21	0,41	0,18	0,18
Schinkentoast	195	0,09	0,38	0,17	0,14
Toast Hawaii	319	0,12	0,48	0,17	0,15
Vollkornbrötchen	228	0,00	0,57	0,29	0,13
Weißbrot mit Rosinen	269	0,00	0,34	0,06	0,05
Weizenbrötchen	265	0,00	0,31	0,06	0,05
mit Leinsamen oder Mohn	279	0,00	0,46	0,07	0,09
Weizenschrotbrot	269	0,01	0,46	0,19	0,11
Weizenschrotbrötchen	272	0,00	0,35	0,08	0,06
Weizenvollkornbrot	289	0,02	0,64	0,04	0,11
Weizenvollkornbrötchen m. Mohn	246	0,00	0,71	0,32	0,15

Vitamine				Mineralstoffe					
Niacin-Äq. mg	B_6 mg	Fols.-Äq. µg	C mg	Na mg	K mg	Ca mg	P mg	Mg mg	Fe mg
9,03	2,00	304	0	4	900	70	1100	250	9,00
23,00	2,20	164	0	10	1400	90	1200	550	10,00
3,44	0,28	10	0	2	203	14	232	53	2,81

2,07	0,09	4	0	418	88	18	105	19	1,24
10,81	0,51	11	1	2080	512	429	315	48	3,65
5,48	0,24	24	2	1650	354	210	244	40	1,87
1,84	0,08	2	0	581	73	18	94	18	1,13
3,08	0,18	10	0	513	217	27	225	67	2,14
4,40	0,21	21	2	1190	314	131	155	33	0,72
4,01	0,24	23	0	980	456	41	433	100	2,98
4,14	0,26	22	0	897	459	41	429	105	3,16
4,10	0,24	23	0	975	474	59	442	101	2,95
4,40	0,27	23	0	907	457	113	448	119	3,86
4,19	0,25	16	0	386	252	48	258	85	2,77
2,81	0,19	13	0	523	290	27	270	70	2,18
3,02	0,15	6	0	418	187	24	200	63	2,05
2,81	0,19	13	0	523	290	27	270	70	2,18
4,03	0,11	18	0	600	150	30	120	30	2,60
2,08	0,15	13	0	512	268	25	240	58	1,90
2,11	0,15	9	0	240	162	24	160	37	1,65
2,22	0,21	16	0	405	252	32	228	60	2,14
2,31	0,12	8	0	418	159	20	163	34	1,49
3,51	0,21	15	0	479	279	27	271	76	2,40
3,49	0,21	14	0	506	269	27	265	74	2,37
4,50	0,22	16	0	547	311	54	294	90	2,92
3,40	0,03	4	0	640	130	110	100	28	2,20
1,20	0,05	5	1	284	105	52	93	15	0,73
2,98	0,14	34	0	515	171	35	136	25	1,42
4,78	0,12	6	1	483	147	339	301	32	1,57
3,91	0,14	6	5	368	172	201	194	20	1,16
3,94	0,13	5	4	547	152	190	191	24	1,28
4,97	0,25	15	0	567	251	32	283	92	2,62
1,95	0,09	4	0	571	157	22	105	21	1,32
2,07	0,09	4	0	418	88	18	105	19	1,24
2,38	0,12	5	0	401	111	31	135	37	1,62
3,85	0,18	10	0	241	192	39	206	60	2,08
2,41	0,11	5	0	392	105	19	123	27	1,42
2,37	0,10	7	0	545	116	36	120	21	1,27
5,14	0,26	16	0	553	278	103	317	105	3,01

Lebensmittel (je 100g verzehrbarer Anteil)	Ener. kcal	Vitamine A-Äq. mg	E mg	B_1 mg	B_2 mg
Weizenvollkornbrötchen m. Rosinen	236	0,00	0,57	0,28	0,14
m. Sesam	248	0,00	0,73	0,32	0,15
m. Sonnenblumenkernen	248	0,00	0,71	0,36	0,15
Zwieback	428	0,01	1,00	0,11	0,07
eifrei	403	0,00	0,20	0,11	0,07
Vollkornzwieback, eifrei	325	0,00	3,22	0,80	0,68
Zwiebelroggenbrötchen	254	0,00	0,31	0,06	0,05

Gebäck süß und pikant

Aachener Printen	456	0,03	2,54	0,07	0,10
Amerikaner	317	0,06	1,20	0,03	0,07
Apfelkuchen (Hefeteig)	140	0,02	0,46	0,04	0,07
Rührteig	217	0,07	0,45	0,03	0,06
gedeckt (Mürbeteig)	216	0,04	1,56	0,03	0,04
Apfelscheiben in Rumteig	117	0,02	0,45	0,03	0,06
Apfelstrudel	157	0,02	1,16	0,03	0,04
Aprikosentorte (Rührt. m. Nüssen)	219	0,10	1,99	0,03	0,05
Baiser	279	0,00	0,00	0,01	0,14
Bananen im Ausbackteig	150	0,06	0,42	0,04	0,10
Baumkuchen	429	0,15	1,34	0,04	0,10
Berliner (Kräppel, Krapfen)	334	0,08	0,60	0,07	0,12
Bienenstich (Hefeteig)	294	0,08	1,28	0,04	0,12
Biskuitrolle m. Erdbeersahne	219	0,12	0,43	0,02	0,10
m. Zitronencreme	217	0,10	0,42	0,03	0,10
Biskuitschnitte	262	0,08	0,40	0,03	0,10
Blätterteig, tiefgefr,	455	0,15	1,40	0,15	0,01
Stückchen (Gebäck)	392	0,13	0,78	0,04	0,06
Buchteln (Hefeteig)	362	0,07	0,51	0,05	0,09
Buttergebäck	474	0,13	0,89	0,03	0,04
Butterkekse (Mürbekekse)	421	0,11	0,65	0,18	0,16
Butterkuchen (Hefeteig)	384	0,08	0,99	0,05	0,09
Cremetorte	224	0,09	0,73	0,04	0,15
Croissants (Butterhörnchen)	410	0,12	2,23	0,06	0,11
Dampfnudeln	95	0,02	0,52	0,02	0,04
Donauwellen	308	0,10	0,51	0,03	0,07
Dresdner Stollen	412	0,09	1,20	0,07	0,12
Elisenlebkuchen	414	0,04	3,59	0,06	0,13
Erdbeer-Sahne-Torte	203	0,10	0,34	0,02	0,09
Erdnußflips	558	0,03	5,56	0,36	0,21
Frankfurter Kranz	361	0,12	1,46	0,03	0,11
Früchtebrot (Rührteig)	332	0,04	2,55	0,08	0,12
Früchtekuchen	331	0,04	2,55	0,08	0,12

Vitamine				Mineralstoffe					
Niacin -Äq. mg	B_6 mg	Fols.- Äq. µg	C mg	Na mg	K mg	Ca mg	P mg	Mg mg	Fe mg
4,78	0,24	14	0	532	309	34	272	88	2,63
5,34	0,27	16	0	554	266	79	306	106	3,27
5,41	0,27	16	0	552	278	35	310	109	2,87
2,88	0,04	0	0	250	250	20	100	15	1,00
2,95	0,09	0	0	263	160	42	120	16	1,50
10,41	0,58	100	0	201	651	69	443	159	5,45
1,99	0,09	5	1	398	95	19	102	19	1,21
1,48	0,08	3	1	183	243	214	185	38	1,59
1,27	0,05	4	0	145	73	119	134	10	0,77
0,91	0,05	5	6	10	121	21	42	10	0,61
0,85	0,04	4	2	70	92	64	82	8	0,62
0,73	0,04	2	5	84	98	55	66	9	0,60
0,74	0,04	3	6	17	108	22	40	9	0,60
0,66	0,04	1	6	29	125	14	33	11	0,60
0,82	0,04	4	1	146	121	114	125	11	0,68
0,96	0,00	1	0	68	58	4	8	5	0,21
1,40	0,17	8	6	110	221	101	127	26	0,79
1,56	0,06	8	0	37	83	28	90	13	1,05
2,32	0,10	13	0	241	114	37	109	17	1,33
1,34	0,05	6	0	40	136	70	91	19	0,73
0,90	0,04	5	17	30	94	41	60	9	0,62
0,99	0,04	7	4	39	77	36	83	10	0,68
0,90	0,04	5	0	74	88	83	94	9	0,51
1,63	0,07	7	0	350	67	68	52	11	1,10
1,35	0,06	4	2	38	78	28	63	11	0,77
1,83	0,08	10	0	19	99	36	83	14	1,02
1,39	0,06	4	0	61	60	52	91	10	0,89
2,42	0,13	5	1	251	240	174	246	38	1,54
1,69	0,07	8	0	13	110	41	80	18	0,94
1,27	0,05	9	0	121	114	74	112	12	0,85
1,48	0,06	8	0	284	103	38	76	14	0,62
0,56	0,03	3	0	23	39	19	30	5	0,27
0,95	0,04	4	1	69	114	71	99	19	0,83
1,69	0,10	9	0	9	199	37	85	21	1,09
1,40	0,06	7	1	31	181	67	112	38	1,25
0,75	0,04	4	15	55	101	71	70	10	0,49
6,13	0,10	5	0	767	206	19	129	51	2,69
1,06	0,04	5	0	85	110	101	114	16	0,65
1,67	0,11	7	1	65	371	106	140	37	1,60
1,67	0,11	7	1	65	371	106	140	37	1,60

Lebensmittel (je 100g verzehrbarer Anteil)	Ener. kcal	Vitamine A-Äq. mg	E mg	B_1 mg	B_2 mg
Germknödel	341	0,04	1,27	0,09	0,08
Hefeklöße aus dem Backofen	317	0,04	0,73	0,07	0,14
Hefeteig, gebacken	284	0,04	0,39	0,07	0,12
Hefezopf mit Rosinen	316	0,10	0,55	0,06	0,12
Heidesand (Rührteig)	470	0,11	0,66	0,03	0,03
Honigkuchen, feiner	338	0,03	1,05	0,04	0,08
Käsekuchen (Hefeteig)	319	0,15	1,26	0,04	0,12
Käse-Sahne-Torte	264	0,11	0,41	0,03	0,17
Käsewindbeutel (Brandteig)	334	0,21	1,15	0,03	0,16
Kirschstrudel	218	0,04	1,15	0,03	0,04
Knabbergebäck	364	0,00	0,40	0,02	0,05
Königskuchen	359	0,09	0,62	0,04	0,07
Kräcker	404	0,02	0,81	0,13	0,16
Kümmelstange	366	0,10	2,65	0,06	0,07
Laugengebäck	239	0,01	0,42	0,08	0,10
Lebkuchen, Nürnberger	414	0,04	3,59	0,06	0,13
weiße	344	0,07	2,88	0,06	0,16
Löffelbiskuits	288	0,09	0,57	0,05	0,14
Makronen	396	0,00	6,02	0,05	0,22
Makronentorte	432	0,09	5,06	0,05	0,13
Mandeltorte (Mürbeteig)	466	0,15	2,58	0,05	0,11
Marmorkuchen	406	0,13	0,73	0,04	0,08
Marzipanstollen (Hefeteig)	398	0,06	2,95	0,06	0,13
Mohnstollen (Hefeteig)	332	0,05	1,76	0,11	0,12
Möhren-Nuß-Torte (Biskuitteig)	285	0,38	3,17	0,08	0,14
Mokka-Sahne-Torte (Biskuitteig)	313	0,20	0,51	0,02	0,11
Müslivollkornkekse	424	0,00	6,71	0,24	0,11
Nußecken (Mürbeteig)	491	0,11	4,22	0,06	0,07
Nußkuchen (Rührteig)	450	0,11	6,91	0,12	0,09
Nußprinten	456	0,03	2,54	0,07	0,10
Obstkuchen (Quark-Öl-Teig)	291	0,07	1,38	0,03	0,14
Obsttörtchen (Mürbeteig)	224	0,01	2,27	0,03	0,05
Pfefferkuchen	351	0,02	1,50	0,04	0,06
Pfeffernüsse	354	0,02	0,90	0,04	0,06
Pflastersteine	390	0,03	1,50	0,03	0,03
Pizza mit Tom., Käse u. Salami	103	0,02	0,40	0,04	0,04
Plundergebäck mit Marzipan	404	0,10	2,85	0,06	0,15
Prinzregententorte (Rührteig)	431	0,16	0,81	0,02	0,08
Quark-Apfel-Torte	201	0,06	0,95	0,03	0,15
Quarkstollen (Rührteig)	372	0,07	1,70	0,05	0,09
Quarkstrudel	261	0,07	1,19	0,03	0,15
Quiche Lorraine	192	0,09	0,36	0,05	0,10
Rehrücken (Biskuitteig)	393	0,11	3,04	0,04	0,15
Rhabarbertorte m. Baiser (Rührteig)	201	0,06	0,38	0,02	0,04

Vitamine				Mineralstoffe					
Niacin -Äq. mg	B_6 mg	Fols.-Äq. µg	C mg	Na mg	K mg	Ca mg	P mg	Mg mg	Fe mg
1,89	0,11	9	1	52	196	256	197	62	2,15
2,37	0,10	13	0	204	126	45	103	19	1,15
2,21	0,10	11	0	24	122	46	101	17	1,12
2,07	0,09	11	0	31	187	39	102	18	1,31
1,17	0,05	1	0	45	57	57	78	10	0,73
1,48	0,06	5	1	118	101	121	146	18	1,09
1,72	0,06	8	1	116	112	40	84	11	0,81
1,57	0,05	10	0	48	85	53	107	8	0,75
1,67	0,05	8	0	511	71	333	289	11	0,69
0,92	0,04	2	4	53	119	14	42	11	0,63
2,32	0,00	0	0	1790	124	147	130	0	0,80
1,39	0,07	5	0	106	188	108	136	14	1,09
3,02	0,11	15	0	530	167	26	162	29	1,48
1,94	0,09	6	0	177	134	148	172	22	1,59
1,81	0,07	9	0	503	101	17	98	18	0,89
1,40	0,06	7	1	31	181	67	112	38	1,25
2,06	0,07	11	1	67	170	85	148	32	1,70
1,86	0,07	12	0	204	82	165	214	10	1,28
1,94	0,02	5	1	37	260	70	125	56	1,26
1,78	0,05	6	0	128	163	93	144	34	1,31
1,71	0,06	7	0	64	127	76	131	25	1,17
1,46	0,06	6	0	136	84	127	157	14	1,01
1,68	0,07	10	1	15	272	57	105	34	1,32
2,29	0,11	11	0	49	239	311	236	75	2,52
1,66	0,09	9	3	482	202	457	410	31	1,82
0,85	0,03	4	0	62	101	84	86	9	0,37
5,36	0,33	15	0	206	320	114	350	119	2,98
1,37	0,08	4	0	300	131	281	260	27	1,04
1,92	0,17	10	1	194	199	254	252	47	1,39
1,48	0,08	3	1	183	243	214	185	38	1,59
1,41	0,05	7	0	105	96	106	134	9	0,69
0,90	0,04	2	4	131	100	140	132	8	0,55
1,50	0,07	4	2	109	103	115	140	20	1,13
1,50	0,07	4	1	66	93	74	112	17	1,14
1,35	0,07	2	1	164	82	145	150	16	1,03
1,07	0,04	4	4	113	49	23	43	6	0,39
1,93	0,07	12	2	22	164	56	111	30	1,18
0,86	0,03	4	0	53	82	63	79	11	0,56
1,18	0,04	7	3	68	97	62	95	8	0,55
1,41	0,06	4	1	102	230	127	150	23	1,09
1,62	0,06	8	0	46	99	50	115	11	0,85
1,49	0,06	5	0	308	73	101	103	10	0,48
1,47	0,04	10	0	155	162	110	164	31	1,30
0,72	0,03	2	5	425	156	431	324	10	0,52

Lebensmittel (je 100g verzehrbarer Anteil)	Ener. kcal	Vitamine A-Äq. mg	E mg	B_1 mg	B_2 mg
Rheinische Mutzen (Rührteig)	309	0,05	0,48	0,05	0,09
Rodonkuchen (Rührteig)	374	0,07	0,55	0,04	0,07
Rührkuchen	366	0,08	1,75	0,05	0,09
Rumkugeln	416	0,00	0,17	0,02	0,03
Russisch Brot (Buchstabengebäck)	267	0,00	0,09	0,03	0,12
Sachertorte	343	0,13	0,63	0,04	0,10
Salzgebäck	366	0,10	2,65	0,06	0,07
Salzstangen	364	0,00	0,40	0,02	0,05
Sandkuchen	440	0,14	0,81	0,03	0,10
Sandtorte, Wiener	432	0,15	0,74	0,03	0,07
Schnecken (Hefeteig)	342	0,05	1,18	0,07	0,12
Schuhsohle, gefüllt (Blätterteig)	391	0,20	0,91	0,07	0,06
Schwarzwälder Kirschtorte	263	0,13	0,43	0,02	0,08
Schwarzweißgebäck (Mürbeteig)	435	0,10	0,61	0,03	0,05
Schweinsohren (Blätterteig)	470	0,13	1,05	0,09	0,01
Spitzbuben (Mürbeteig)	423	0,02	2,60	0,05	0,12
Springerle	352	0,04	0,34	0,04	0,07
Spritzgebäck	515	0,12	1,87	0,03	0,05
Streuselkuchen (Hefeteig)	391	0,07	0,49	0,04	0,06
Tortenboden (Biskuitteig)	286	0,14	0,53	0,03	0,10
Mürbeteig	399	0,12	1,93	0,05	0,11
Vanillekipferln (Rührteig)	505	0,15	2,72	0,05	0,09
Vanillemürbchen	466	0,17	0,74	0,03	0,04
Vollkornkekse	433	0,01	7,60	0,72	0,84
Vollkornpizza	104	0,09	0,89	0,08	0,07
Wespennester (Baisermasse)	437	0,01	5,28	0,06	0,22
Wiener Hörnchen (Hefeteig)	413	0,13	3,42	0,05	0,09
Windbeutel m. Sahne (Brandteig)	255	0,18	0,58	0,03	0,11
Zimtsterne (Baisermasse)	415	0,01	6,79	0,06	0,24
Zitronen-Sahne-Torte (Biskuitt.)	287	0,16	0,53	0,03	0,11
Zuckerkuchen (Hefeteig)	363	0,06	1,34	0,05	0,10
Zwetschgenknödel m. Zu. u. Zimt	149	0,04	0,48	0,08	0,06
Zwetschgenkuchen (Hefeteig)	178	0,04	0,59	0,06	0,08
Zwiebelkuchen	207	0,03	0,36	0,05	0,09

Milch und Milchprodukte

Milch

Trinkmilch 0,3% Fett	37	0,00	0,00	0,04	0,18
1,5% Fett	49	0,01	0,04	0,04	0,18
3,5% Fett	66	0,03	0,09	0,04	0,17
3,5% Fett, mit Kakao	130	0,03	0,10	0,04	0,14

Vitamine				Mineralstoffe					
Niacin -Äq. mg	B_6 mg	Fols.-Äq. µg	C mg	Na mg	K mg	Ca mg	P mg	Mg mg	Fe mg
2,16	0,09	8	0	36	94	26	103	14	1,34
1,32	0,06	5	0	134	173	136	158	17	1,11
1,63	0,06	5	1	73	192	92	127	24	1,08
0,42	0,00	2	0	82	158	19	52	33	1,21
1,43	0,03	2	1	62	195	49	37	22	1,35
1,40	0,05	9	1	97	148	58	121	22	1,36
1,94	0,09	6	0	177	134	148	172	22	1,59
2,32	0,00	0	0	1790	124	147	130	0	0,80
1,19	0,04	7	0	210	87	198	207	14	0,93
1,02	0,04	6	0	391	48	362	322	6	0,77
2,05	0,10	12	0	30	184	37	96	20	1,25
1,10	0,04	3	0	200	84	71	54	10	0,61
0,77	0,03	4	1	35	94	48	69	11	0,54
1,42	0,06	4	0	71	83	73	111	17	1,04
1,26	0,04	3	0	275	54	54	42	9	0,91
1,56	0,05	4	1	207	276	223	194	37	1,81
1,62	0,07	6	0	25	101	32	82	14	1,98
1,39	0,05	2	0	3	99	25	71	22	0,99
1,66	0,07	6	0	10	88	30	70	14	0,94
0,83	0,03	5	2	40	86	50	68	8	0,47
1,68	0,08	8	1	87	120	95	145	21	1,19
1,61	0,06	7	0	53	119	85	148	25	1,48
1,15	0,05	2	0	9	67	30	56	11	0,67
8,49	0,25	11	0	292	281	76	294	77	3,20
1,84	0,12	9	11	59	234	67	102	31	0,80
1,91	0,03	6	0	40	300	95	152	64	1,48
1,70	0,07	9	0	119	81	22	79	11	1,05
1,07	0,04	6	0	39	83	47	85	9	0,58
2,09	0,02	6	1	35	294	81	140	64	1,49
0,98	0,04	6	4	59	91	66	88	10	0,58
1,73	0,07	8	0	29	110	41	82	17	0,92
1,38	0,13	6	8	27	245	11	48	18	0,72
1,28	0,06	5	2	24	147	29	58	13	0,73
1,46	0,10	9	3	657	124	35	71	14	0,81

0,86	0,05	4	1500	50	150	120	100	13	0,08
0,82	0,05	4	1700	50	155	120	95	13	0,05
0,81	0,04	4	1600	50	150	120	90	12	0,05
0,84	0,04	5	1280	73	173	100	97	29	0,37

Lebensmittel (je 100g verzehrbarer Anteil)	Ener. kcal	Vitamine A-Äq. mg	E mg	B_1 mg	B_2 mg

Milchprodukte

Lebensmittel	Ener. kcal	A-Äq. mg	E mg	B_1 mg	B_2 mg
Buttermilch	36	0,01	0,05	0,03	0,16
m. Fruchtzubereitung	78	0,01	0,07	0,03	0,14
Crème fraîche 40 % Fett	389	0,43	0,90	0,03	0,13
Dickmilch 1,5% Fett	47	0,03	0,05	0,04	0,17
3,5% Fett	69	0,06	0,11	0,05	0,20
3,5% Fett, m. Fruchtzub.	99	0,05	0,11	0,03	0,17
3,5 % Fett, mit Mokka	123	0,05	0,23	0,04	0,15
Joghurt 0,3% Fett	39	0,01	0,03	0,04	0,18
1,5 % Fett	51	0,01	0,03	0,04	0,18
3,5% Fett	74	0,03	0,09	0,04	0,18
3,5% Fett, mit Müsli	136	0,04	0,81	0,10	0,17
Fruchtjoghurt 1,5% Fett	94	0,02	0,06	0,04	0,15
Fruchtjoghurt 3,5% Fett	113	0,03	0,11	0,04	0,15
Kaffeesahne 10 % Fett	132	0,08	0,30	0,03	0,16
Kaffeeweißer	566	0,02	1,00	0,00	0,17
Kefir 1,5% Fett	51	0,03	0,05	0,04	0,17
3,5% Fett	68	0,06	0,11	0,04	0,17
Kondensmilch 4% Fett	114	0,08	0,14	0,07	0,40
7,5 % Fett	139	0,13	0,17	0,06	0,36
10 % Fett	183	0,17	0,23	0,09	0,50
Molke	27	0,00	0,01	0,04	0,14
Molke mit Fruchtzubereitung	70	0,01	0,03	0,04	0,12
Schlagsahne 30% Fett	310	0,33	0,80	0,03	0,15
extra 38% Fett	391	0,38	0,90	0,02	0,11
Schmand	218	0,20	0,50	0,04	0,17
Saure Sahne 10% Fett	100	0,17	0,31	0,04	0,16

Käse

Lebensmittel	Ener. kcal	A-Äq. mg	E mg	B_1 mg	B_2 mg
Appenzeller 45% Fett i.Tr.	415	0,40	1,00	0,04	0,45
Bavaria Blu 50% Fett i.Tr.	375	0,49	0,60	0,04	0,58
Bel Paese 50% Fett i.Tr.	399	0,49	0,50	0,03	0,22
Bergkäse 50% Fett i.Tr.	415	0,40	0,60	0,05	0,34
Brie 45% Fett i.Tr.	284	0,30	0,30	0,04	0,58
50% Fett i.Tr.	387	0,50	0,60	0,04	0,58
Butterkäse 50% Fett i.Tr.	335	0,30	0,50	0,05	0,35
Camembert 30% Fett i.Tr.	197	0,10	0,20	0,04	0,58
45% Fett i.Tr.	232	0,22	0,25	0,05	0,60
60% Fett i.Tr.	334	0,41	0,58	0,04	0,58
gebacken	268	0,22	0,55	0,05	0,34
Cheddar 45% Fett i.Tr.	423	0,33	0,80	0,03	0,38

Vitamine				Mineralstoffe					
Niacin-Äq. mg	B_6 mg	Fols.-Äq. µg	C mg	Na mg	K mg	Ca mg	P mg	Mg mg	Fe mg
0,92	0,04	5	1	60	150	110	90	15	0,10
0,81	0,04	5	3	52	142	96	79	14	0,15
0,54	0,03	4	1	30	100	90	70	10	0,11
0,82	0,05	4	1	50	150	120	100	12	0,05
0,82	0,05	4	1	50	150	120	100	12	0,05
0,74	0,04	4	1	40	130	100	100	10	0,04
1,42	0,04	5	1	40	213	102	88	20	0,88
0,90	0,04	5	1	50	150	120	90	11	0,05
0,90	0,04	5	1	50	150	120	90	11	0,05
1,02	0,05	9	1	50	150	120	90	12	0,05
1,25	0,07	8	1	45	202	118	135	27	0,72
0,81	0,04	5	4	42	145	104	77	11	0,13
0,90	0,05	8	4	42	145	104	77	12	0,13
0,77	0,04	4	1	40	130	100	90	12	0,12
1,03	0,00	0	0	181	812	22	422	4	1,15
0,82	0,05	4	1	50	150	120	100	12	0,05
0,81	0,05	4	1	50	155	120	90	13	0,09
1,83	0,07	3	1	110	330	260	220	26	0,11
1,63	0,06	5	2	100	320	240	200	25	0,10
2,16	0,08	6	3	130	420	320	250	35	0,12
0,55	0,04	1	1	48	150	93	50	6	0,09
0,49	0,04	1	3	41	142	81	45	6	0,14
0,58	0,03	2	0	34	110	80	61	9	0,06
0,54	0,03	2	0	30	100	70	57	9	0,10
0,70	0,03	5	0	30	120	100	80	11	0,12
0,74	0,03	5	0	40	140	110	90	12	0,10
5,43	0,07	15	1	700	100	800	500	36	0,60
5,03	0,20	34	1	700	200	300	300	20	0,30
5,76	0,18	32	1	1300	140	604	370	40	0,50
6,03	0,09	16	1	400	100	1200	850	55	0,70
6,40	0,20	34	1	1200	200	400	400	20	0,30
4,88	0,20	34	1	800	200	300	300	20	0,30
4,98	0,06	18	1	800	100	700	400	50	0,60
6,47	0,20	34	1	1100	200	600	600	20	0,30
6,18	0,24	34	1	900	120	600	500	20	0,20
5,40	0,24	35	1	900	150	500	400	15	0,30
3,66	0,14	19	3	525	135	254	244	16	0,98
5,52	0,08	20	1	620	100	750	520	25	0,70

Lebensmittel (je 100g verzehrbarer Anteil)	Ener. kcal	Vitamine A-Äq. mg	E mg	B_1 mg	B_2 mg
Chester 45% Fett i.Tr.	422	0,42	1,00	0,04	0,45
Dambo 50% Fett i.Tr.	349	0,25	0,50	0,05	0,35
Danablu 60% Fett i.Tr.	375	0,29	0,70	0,04	0,55
Edamer 40% Fett i.Tr.	278	0,16	0,30	0,06	0,35
45% Fett i.Tr.	371	0,24	0,42	0,06	0,35
Edelpilzkäse 50% Fett i.Tr.	328	0,22	0,50	0,04	0,50
Emmentaler 45% Fett i.Tr.	416	0,34	0,60	0,05	0,34
Esrom 50% Fett i.Tr.	335	0,30	0,50	0,05	0,35
Frischkäse 50% Fett i.Tr.	303	0,25	0,60	0,06	0,28
60% Fett i.Tr.	354	0,33	0,70	0,04	0,23
mit Kräutern 60% Fett i.Tr.	339	0,45	0,60	0,04	0,28
Geheimratskäse 50% Fett i.Tr.	349	0,25	0,50	0,05	0,35
Gorgonzola 50% Fett i.Tr.	385	0,26	0,60	0,05	0,43
Gouda 45% Fett i.Tr.	383	0,28	0,50	0,05	0,35
Greyerzer 45% Fett i.Tr.	436	0,43	1,00	0,06	0,28
Havarti 50% Fett i.Tr.	349	0,25	0,50	0,05	0,35
Jarlsberg 50% Fett i.Tr.	360	0,30	0,50	0,05	0,35
Kochkäse 10% Fett i.Tr.	112	0,04	0,07	0,03	0,38
20% Fett i.Tr.	206	0,13	0,25	0,03	0,38
Kümmelkäse 50% Fett i.Tr.	300	0,30	0,40	0,04	0,58
Limburger 20% Fett i.Tr.	209	0,12	0,20	0,04	0,32
40% Fett i.Tr.	292	0,32	0,40	0,05	0,35
Mozzarella 45% Fett i.Tr.	278	0,30	0,40	0,03	0,27
Münster 45% Fett i.Tr.	266	0,40	0,40	0,03	0,35
Parmesan 45% Fett i.Tr.	412	0,36	0,50	0,03	0,60
Provolone 50% Fett i.Tr.	395	0,30	0,50	0,02	0,32
Quark, mager	76	0,00	0,01	0,04	0,30
20% Fett i.Tr.	112	0,05	0,11	0,04	0,28
40% Fett i.Tr.	165	0,11	0,27	0,04	0,24
Quark mit Früchten	131	0,03	0,20	0,04	0,15
Quarkspeise, pik., 10% Fett i.Tr.	103	0,09	0,26	0,05	0,21
Quarkspeise, süß	161	0,07	0,21	0,04	0,16
Schnittlauchquark, mager	70	0,06	0,20	0,05	0,26
Zaziki	73	0,03	0,10	0,05	0,23
Raclettekäse 60% Fett i.Tr.	435	0,30	0,60	0,05	0,35
Ricotta 45% Fett i.Tr.	145	0,27	0,70	0,02	0,18
Romadur 50% Fett i.Tr.	296	0,30	0,40	0,05	0,35
Sauermilchkäse 10% Fett i.Tr.	146	0,06	0,02	0,03	0,36
Schafskäse 40% Fett i.Tr.	268	0,30	0,30	0,04	0,50
Scheiblettenkäse 40% Fett i.Tr.	349	0,25	0,50	0,05	0,35
Schichtkäse 20% Fett i.Tr.	113	0,07	0,10	0,03	0,28
Schmelzkäse 30% Fett i.Tr.	319	0,30	0,60	0,03	0,38
45% Fett i.Tr.	319	0,30	0,60	0,03	0,38
60% Fett i.Tr.	353	0,30	0,60	0,06	0,36

Vitamine				Mineralstoffe					
Niacin -Äq. mg	B_6 mg	Fols.-Äq. µg	C mg	Na mg	K mg	Ca mg	P mg	Mg mg	Fe mg
5,61	0,06	16	1	700	100	800	500	35	0,55
5,13	0,06	18	1	600	100	750	500	40	0,50
5,67	0,20	35	1	1420	200	600	400	20	0,15
5,85	0,06	15	1	800	100	800	570	60	0,60
5,45	0,07	18	1	800	70	700	500	40	0,60
5,64	0,40	37	1	1200	150	550	380	45	0,55
6,22	0,07	15	1	500	100	1000	700	40	0,50
4,98	0,06	18	1	800	100	700	400	50	0,60
3,17	0,07	5	1	600	120	100	170	9	0,68
2,49	0,06	5	1	400	100	100	150	7	0,55
3,30	0,03	7	2	300	80	60	200	9	0,55
5,13	0,06	18	1	900	100	750	500	40	0,50
4,52	0,11	30	1	1400	260	612	356	20	0,30
5,13	0,08	18	1	870	100	750	500	30	0,50
6,52	0,08	9	1	400	90	900	600	35	0,50
5,13	0,06	18	1	700	100	750	500	40	0,50
5,25	0,06	18	1	700	100	950	500	40	0,50
3,38	0,07	16	0	1300	150	900	1100	45	0,90
4,22	0,07	3	0	1200	150	700	900	45	0,90
4,45	0,06	18	1	800	100	700	400	50	0,60
5,83	0,20	34	1	1000	110	600	300	35	0,50
4,98	0,10	36	1	1100	120	530	260	20	0,60
4,80	0,08	9	2	500	150	350	300	15	0,20
6,16	0,07	15	1	1200	130	230	170	30	0,23
7,90	0,10	15	1	1000	131	1200	800	44	1,00
5,86	0,08	18	1	615	120	881	576	31	0,50
2,94	0,03	16	1	40	100	90	180	9	0,40
2,73	0,09	14	1	35	90	90	180	9	0,37
2,48	0,04	10	1	35	100	90	170	10	0,40
1,04	0,04	7	4	21	135	55	74	9	0,32
2,06	0,07	11	7	32	156	85	133	14	0,48
1,03	0,04	7	4	26	137	67	81	11	0,37
2,33	0,05	14	6	38	132	97	149	13	0,46
2,02	0,05	13	3	363	146	98	139	13	0,36
4,87	0,06	18	1	800	100	700	500	40	0,50
2,54	0,02	16	1	125	125	272	183	15	0,44
5,12	0,20	17	1	1200	100	450	300	20	0,60
7,20	0,03	2	1	1300	100	120	270	15	0,30
3,78	0,20	14	1	1300	200	500	360	25	0,50
5,13	0,06	18	1	900	100	750	500	40	0,50
2,70	0,03	16	0	35	120	80	180	9	0,30
3,47	0,07	3	0	1300	110	600	940	30	0,90
3,47	0,07	3	0	1300	110	600	940	30	0,90
2,94	0,08	3	0	1100	100	400	700	42	1,20

Lebensmittel (je 100g verzehrbarer Anteil)	Ener. kcal	Vitamine A-Äq. mg	E mg	B_1 mg	B_2 mg
Schmelzk,-zub, 45% Fett i.Tr.	263	0,26	0,41	0,04	0,38
Steppenkäse 45% Fett i.Tr.	349	0,25	0,50	0,05	0,35
Tilsiter 30% Fett i.Tr.	302	0,13	0,30	0,05	0,35
45% Fett i.Tr.	368	0,25	0,50	0,05	0,35
Trappistenkäse 50% Fett i.Tr.	367	0,30	0,50	0,05	0,35
Weinkäse 45% Fett i.Tr.	314	0,40	0,50	0,05	0,35
Weißlacker 45% Fett i.Tr.	286	0,30	0,40	0,05	0,35
Käsefondue	306	0,20	0,42	0,04	0,14
Käsesalat	244	0,14	0,63	0,13	0,19

Nüsse und Samen

Cashewnüsse, geröstet	632	0,01	1,51	0,55	0,23
Edelkastanien, roh	169	0,00	1,00	0,20	0,21
Erdnüsse, roh	527	0,01	9,10	0,90	0,15
dragiert	557	0,00	7,20	0,72	0,10
Erdnußmus	637	0,00	3,60	0,11	0,08
geröstet	619	0,00	8,80	0,25	0,14
gesalzen	604	0,00	9,00	0,90	0,13
Haselnüsse	680	0,01	25,00	0,39	0,21
Kokosnuß	369	0,00	1,00	0,05	0,02
Raspel	369	0,00	0,50	0,03	0,01
Kürbiskerne	612	0,01	4,00	0,24	0,19
Leinsamen	502	0,00	3,00	0,41	0,96
Mandeln, süß	625	0,01	25,00	0,23	0,70
Mohn	558	0,01	3,50	0,85	0,17
Paranüsse	697	0,00	7,60	1,00	0,08
Pecannüsse, geröstet	763	0,01	3,60	0,78	0,12
Pinienkerne	639	0,00	4,00	0,81	0,20
Pistazien, geröstet	649	0,02	5,42	0,64	0,18
Sesam, geröstet	619	0,00	4,42	0,80	0,22
Sonnenblumenkerne	592	0,01	3,50	1,96	0,23
Sonnenblumenkernmehl	402	0,00	0,80	1,50	0,47
Walnüsse	696	0,01	6,20	0,34	0,12

Obst, Obstprodukte und Säfte

Acerolas, roh frisch	33	0,03	0,30	0,03	0,06
Fruchtnektar	46	0,01	0,07	0,00	0,01
Konserve	77	0,02	0,17	0,02	0,03
Saft	36	0,02	0,25	0,01	0,03
Ananas, roh	56	0,01	0,10	0,08	0,03

Vitamine				Mineralstoffe					
Niacin-Äq. mg	B_6 mg	Fols.-Äq. µg	C mg	Na mg	K mg	Ca mg	P mg	Mg mg	Fe mg
3,55	0,07	6	0	1198	147	623	824	44	1,01
5,13	0,06	18	1	800	100	750	500	40	0,50
6,38	0,06	18	1	1000	100	900	600	40	0,50
5,35	0,06	18	1	900	70	800	500	30	0,50
5,35	0,06	18	1	900	100	750	500	40	0,50
4,70	0,20	34	1	1200	100	500	300	20	0,60
4,82	0,06	18	1	1400	100	400	300	30	0,40
3,66	0,06	4	0	260	85	460	317	22	0,54
3,36	0,10	14	24	631	158	281	302	23	0,91
7,51	0,32	24	1	23	508	33	340	248	2,75
1,23	0,35	32	10	6	600	40	80	40	1,00
15,30	0,30	53	0	5	706	59	372	163	2,11
16,22	0,24	34	0	4	560	48	296	144	1,73
13,82	0,36	13	0	270	630	45	315	180	1,81
19,33	0,40	36	0	6	777	65	409	182	2,32
20,27	0,30	42	0	230	650	60	350	180	2,00
4,47	0,50	33	3	2	600	220	330	150	3,80
0,93	0,05	12	2	30	400	18	95	45	2,10
0,83	0,03	6	1	30	400	18	95	45	2,10
9,65	0,09	26	0	80	500	51	1144	534	11,20
7,82	0,90	16	0	80	500	260	660	350	8,20
6,03	0,08	46	1	6	850	250	450	200	4,10
4,78	0,44	60	0	21	700	1448	848	331	9,40
3,98	0,14	16	1	2	700	150	600	300	3,00
3,69	0,18	17	2	12	463	51	267	130	2,02
8,57	0,09	19	5	4	599	26	508	234	9,20
4,50	0,19	18	6	15	963	124	458	148	6,38
8,54	0,72	53	0	51	433	887	576	322	13,25
10,33	0,80	60	0	3	700	100	705	400	6,50
39,83	1,18	86	0	3	800	360	600	370	6,60
3,18	0,80	56	3	3	520	90	400	130	2,50
0,45	0,01	4	1600	4	80	12	16	18	0,20
0,07	0,00	1	182	5	19	10	55	7	0,14
0,25	0,01	2	885	4	45	9	27	11	0,17
0,23	0,01	3	667	7	68	17	62	17	0,24
0,30	0,08	9	20	2	200	16	9	17	0,40

Lebensmittel (je 100g verzehrbarer Anteil)	Ener. kcal	Vitamine A-Äq. mg	E mg	B_1 mg	B_2 mg
getrocknet	300	0,01	0,48	0,34	0,14
Konserve	56	0,01	0,10	0,05	0,01
Saft	39	0,01	0,05	0,03	0,01
Apfel, roh	48	0,01	0,50	0,04	0,03
Bratapfel	132	0,03	0,76	0,03	0,04
getrocknet	276	0,01	2,58	0,16	0,15
Kompott	67	0,01	0,29	0,02	0,02
Mus	45	0,01	0,39	0,02	0,02
Saft	37	0,00	0,29	0,01	0,01
Aprikose, roh	49	0,28	0,50	0,04	0,05
getrocknet	268	0,31	2,44	0,17	0,24
Kompott	73	0,21	0,40	0,02	0,04
Konserve	86	0,10	0,28	0,01	0,01
Banane, roh	88	0,04	0,30	0,04	0,06
getrocknet	281	0,02	0,87	0,12	0,17
Kochbanane	127	0,02	0,30	0,06	0,05
Birne, roh	54	0,01	0,40	0,03	0,04
Birne Helene	165	0,10	0,38	0,03	0,12
getrocknet	282	0,01	1,87	0,12	0,16
Kompott	59	0,00	0,18	0,01	0,01
Konserve, ungesüßt	31	0,00	0,22	0,01	0,01
Saft	28	0,00	0,22	0,01	0,01
Boysenbeeren	23	0,02	0,40	0,02	0,13
Brombeeren, roh	54	0,03	0,50	0,03	0,04
Konserve	80	0,01	0,20	0,01	0,01
Clementinen, roh	46	0,05	0,30	0,07	0,02
Konserve	84	0,03	0,17	0,04	0,01
Datteln, getrocknet	294	0,00	0,18	0,06	0,06
Erdbeeren, roh	32	0,01	0,22	0,03	0,05
Konserve	70	0,00	0,08	0,01	0,01
Feigen, roh	66	0,01	0,50	0,06	0,05
getrocknet	289	0,01	1,96	0,21	0,20
Granatapfel	73	0,01	0,20	0,05	0,02
Grapefruit, roh	41	0,00	0,27	0,05	0,02
Saft	38	0,00	0,20	0,03	0,02
Guave	42	0,04	0,40	0,04	0,04
Heidelbeeren, roh	93	0,02	0,50	0,03	0,02
Konserve	100	0,01	0,22	0,01	0,00
Himbeeren, roh	35	0,01	0,50	0,02	0,05
Konserve	72	0,00	0,19	0,01	0,01
Holunderbeeren	42	0,06	1,00	0,07	0,08
Johannisbeeren, rot, roh	45	0,01	0,20	0,04	0,03
Nektar	43	0,00	0,02	0,00	0,00
Saft	33	0,00	0,10	0,01	0,01

Vitamine				Mineralstoffe					
Niacin-Äq. mg	B_6 mg	Fols.-Äq. µg	C mg	Na mg	K mg	Ca mg	P mg	Mg mg	Fe mg
1,18	0,41	25	43	11	1073	86	48	91	2,15
0,22	0,05	8	10	2	200	16	9	17	0,40
0,12	0,03	5	5	5	110	15	54	12	0,29
0,23	0,05	4	10	2	130	7	10	6	0,40
0,29	0,03	1	8	5	124	17	37	9	0,42
0,89	0,27	10	23	11	745	40	57	34	2,29
0,14	0,02	1	6	3	66	7	28	4	0,25
0,19	0,03	1	7	2	88	9	23	5	0,29
0,09	0,02	2	3	5	76	11	55	6	0,30
0,83	0,07	4	9	2	300	17	20	10	0,70
3,01	0,36	11	20	11	1627	92	108	54	3,80
0,68	0,04	1	7	2	202	15	25	8	0,50
0,32	0,03	2	3	3	170	12	29	7	0,45
0,85	0,40	16	11	1	380	8	28	40	0,50
1,90	1,22	25	14	3	1220	26	90	128	1,61
0,78	0,40	5	16	4	385	8	35	35	0,70
0,28	0,02	5	5	2	130	9	15	7	0,25
0,69	0,04	4	1	32	126	77	78	11	0,40
1,05	0,10	14	9	10	674	47	78	36	1,30
0,14	0,01	1	2	3	54	7	26	5	0,15
0,12	0,01	3	1	3	73	9	35	5	0,17
0,12	0,01	3	1	5	71	12	58	6	0,20
1,08	0,06	10	13	3	150	25	24	18	1,60
0,60	0,05	7	18	3	200	40	25	30	0,90
0,16	0,01	3	4	4	81	20	38	13	0,43
0,28	0,05	11	30	2	180	35	20	11	0,30
0,16	0,03	6	17	3	100	22	29	7	0,23
2,10	0,14	8	1	5	662	66	61	51	1,94
0,65	0,06	15	60	3	150	25	25	14	0,90
0,14	0,01	5	11	4	57	13	38	7	0,41
0,62	0,11	5	3	2	250	50	32	20	0,60
1,93	0,46	10	4	9	1088	218	139	87	2,61
0,45	0,10	5	7	7	300	10	20	3	0,50
0,29	0,03	10	40	2	200	18	17	10	0,30
0,21	0,01	6	23	6	146	20	61	10	0,29
1,23	0,14	26	250	4	290	20	30	13	0,70
0,45	0,06	3	20	1	70	15	13	4	0,70
0,11	0,02	1	4	3	32	10	31	3	0,38
0,60	0,07	15	25	2	200	40	40	25	1,00
0,16	0,02	5	5	3	76	19	44	11	0,45
2,38	0,25	12	25	1	300	35	57	32	1,60
0,38	0,04	3	40	2	250	30	27	13	1,00
0,03	0,00	0	2	5	31	11	55	4	0,21
0,16	0,01	1	11	5	132	22	63	9	0,60

Lebensmittel (je 100g verzehrbarer Anteil)	Ener. kcal	Vitamine A-Äq. mg	E mg	B_1 mg	B_2 mg
Johannisbeeren, schwarz, roh	58	0,03	1,00	0,05	0,05
Nektar	43	0,00	0,08	0,00	0,00
Saft	30	0,01	0,36	0,01	0,01
Kaki	69	0,27	0,80	0,03	0,03
Kiwi	57	0,06	0,50	0,02	0,05
Kumquats	61	0,05	0,30	0,11	0,09
Limette	32	0,00	0,40	0,03	0,02
Litschis, roh	70	0,00	0,50	0,04	0,05
Konserve	95	0,00	0,27	0,02	0,03
Mandarinen, roh	46	0,05	0,30	0,06	0,03
Konserve	84	0,03	0,17	0,03	0,02
Mango, roh	71	0,43	0,98	0,04	0,05
Mirabellen, roh	61	0,04	0,50	0,06	0,04
Kompott	63	0,02	0,29	0,04	0,02
Konserve	93	0,01	0,28	0,02	0,01
Nektarine	60	0,10	0,50	0,02	0,05
Obstsalat	85	0,03	0,31	0,05	0,04
Orange, roh	49	0,01	0,22	0,09	0,04
Saft	37	0,01	0,13	0,04	0,02
Papaya	33	0,13	0,70	0,04	0,04
Passionsfrucht	51	0,04	0,40	0,01	0,10
Pfirsich, roh	43	0,08	0,55	0,03	0,05
Konserve	82	0,03	0,30	0,01	0,01
Pfirsich Melba	192	0,12	0,41	0,02	0,09
Pflaumen, roh	57	0,04	0,80	0,07	0,04
getrocknet	286	0,04	3,60	0,28	0,18
Mus	219	0,06	1,44	0,08	0,04
Preiselbeeren, roh	28	0,00	0,50	0,02	0,02
Kompott	129	0,00	0,30	0,01	0,01
Konserve	120	0,00	0,36	0,01	0,01
Quitten	43	0,01	0,40	0,03	0,03
Reineclauden	62	0,03	0,70	0,05	0,03
Rhabarber	15	0,01	0,20	0,03	0,03
Rosinen	286	0,01	0,60	0,10	0,06
Sanddornbeeren, roh	91	0,25	0,50	0,03	0,21
Saft	52	0,11	0,23	0,01	0,05
Sauerkirschen, roh	57	0,05	0,16	0,05	0,06
Konserve	88	0,02	0,09	0,02	0,02
Nektar	48	0,01	0,03	0,01	0,01
Saft	39	0,02	0,09	0,02	0,02
Stachelbeeren, roh	50	0,03	0,40	0,02	0,03
Konserve	87	0,01	0,23	0,01	0,01
Süßkirschen, roh	57	0,05	0,16	0,05	0,06
Saft	38	0,01	0,06	0,01	0,01

Vitamine				Mineralstoffe					
Niacin-Äq. mg	B_6 mg	Fols.-Äq. µg	C mg	Na mg	K mg	Ca mg	P mg	Mg mg	Fe mg
0,50	0,08	3	180	2	330	50	40	17	1,30
0,03	0,00	0	7	5	28	11	55	4	0,20
0,13	0,02	1	33	5	121	25	63	9	0,55
0,40	0,05	5	15	5	170	8	25	8	0,35
0,58	0,02	16	80	4	300	34	30	24	0,65
0,75	0,03	5	38	6	200	40	30	13	0,60
0,26	0,05	6	40	2	100	20	12	15	0,40
0,65	0,01	21	48	3	180	8	35	10	0,40
0,35	0,01	11	25	3	96	7	38	6	0,27
0,28	0,04	5	30	2	200	35	20	11	0,30
0,16	0,01	3	13	3	111	22	29	7	0,23
0,77	0,13	31	37	6	200	10	13	18	0,45
0,65	0,05	1	8	2	230	12	33	15	0,50
0,38	0,03	0	4	2	119	9	28	9	0,29
0,24	0,02	1	2	3	130	9	36	9	0,34
1,07	0,02	5	9	8	280	4	24	10	0,50
0,44	0,04	11	23	2	174	16	20	10	0,38
0,42	0,06	31	50	2	180	40	22	14	0,40
0,24	0,02	16	23	5	104	29	61	10	0,30
0,43	0,03	1	70	3	220	20	16	40	0,40
2,02	0,40	15	24	28	350	16	55	40	1,20
0,95	0,03	2	9	2	210	7	22	9	0,45
0,33	0,01	1	2	3	117	6	31	6	0,31
0,68	0,03	4	11	21	111	53	56	9	0,46
0,43	0,05	1	5	2	220	14	18	10	0,44
1,37	0,24	4	10	10	1100	70	90	50	2,20
0,50	0,05	2	5	4	397	26	32	18	0,86
0,20	0,03	1	12	2	80	15	10	7	0,50
0,12	0,01	0	7	2	41	11	16	4	0,33
0,09	0,01	1	4	2	58	11	10	5	0,42
0,27	0,04	5	13	2	200	10	20	8	0,60
0,45	0,05	1	6	1	260	13	25	10	1,10
0,42	0,03	8	10	2	300	60	20	13	0,55
0,83	0,11	4	1	25	800	50	90	30	2,00
0,49	0,11	7	450	4	130	40	9	30	0,44
0,19	0,03	3	106	6	62	25	53	17	0,28
0,38	0,05	6	12	2	190	20	20	10	0,50
0,14	0,02	3	3	3	101	13	30	6	0,33
0,05	0,01	1	1	5	34	10	55	4	0,18
0,13	0,02	3	3	5	103	17	60	8	0,34
0,41	0,02	3	35	2	200	25	30	12	0,60
0,16	0,01	1	10	3	114	17	35	8	0,40
0,38	0,05	6	12	2	190	20	20	10	0,50
0,12	0,01	3	2	6	124	15	58	8	0,27

Lebensmittel (je 100g verzehrbarer Anteil)	Ener. kcal	Vitamine A-Äq. mg	E mg	B_1 mg	B_2 mg
Sultaninen	285	0,01	0,70	0,10	0,14
Wassermelone	25	0,04	0,10	0,04	0,03
Weintrauben, rot, roh	73	0,01	0,70	0,04	0,03
Saft	30	0,00	0,30	0,01	0,01
Weintrauben, weiß, roh	76	0,01	0,70	0,04	0,03
Zitrone, roh	45	0,00	0,40	0,05	0,02
Saft	36	0,00	0,24	0,02	0,01
Zwetschgen, roh	57	0,04	0,80	0,07	0,04
Konserve	91	0,01	0,45	0,02	0,01

Saucen, Suppen und Brühen

Saucen

Barbecuegrills., Fertigprod. (1 EL =15g)	20	0,00	0,13	0,01	0,01
Béchamelsauce	85	0,03	0,13	0,03	0,06
Bratensauce, dunkel, Inst. (1 EL = 10g)	4	0,01	0,01	0,00	0,00
m. Pilzen, Inst. (1 EL = 10g)	4	0,01	0,01	0,00	0,00
Champignons. m. Sahne u. Weißw.	99	0,02	0,40	0,02	0,06
Chilisauce (1EL = 15g)	30	0,38	0,00	0,03	0,08
Cocktaildressing, Fertigprod. (1 EL=15g)	90	0,01	3,99	0,00	0,01
Cumberlandsauce	105	0,02	1,72	0,01	0,02
Currygrillsauce (1EL = 15g)	18	0,01	0,13	0,01	0,01
Frenchdressing, Fertigprod. (1 EL = 15g)	32	0,00	0,38	0,00	0,00
Grillsauce, mexik. (1 EL = 15g)	8	0,07	0,13	0,01	0,02
Grundsauce, braun	81	0,03	0,83	0,01	0,00
hell, gebunden	75	0,00	0,41	0,00	0,00
Grüne Sauce	196	0,19	20,85	0,05	0,17
Hackfleischsauce	80	1,54	0,14	0,04	0,47
Holländische Sauce	467	0,35	1,79	0,08	0,13
Jägersauce	106	0,04	0,51	0,02	0,05
Joghurt-Salat-Sauce	122	0,06	2,16	0,05	0,17
Käsesauce	101	0,06	0,34	0,01	0,08
Knoblauchgrillsauce (1 EL = 15g)	16	0,01	0,13	0,01	0,00
Kräutersauce	116	0,09	0,55	0,02	0,05
Rahmbratensauce	211	0,14	0,42	0,01	0,07
Sahnesauce	80	0,06	0,31	0,02	0,04
Schaschliks., Fertigprod. (1 EL = 15g)	10	0,01	0,13	0,01	0,01
Specksauce	59	0,00	0,04	0,02	0,01
Tomatenketchupsauce	161	0,15	3,33	0,08	0,09
Zigeunergrillsauce (1 EL =15g)	8	0,10	0,13	0,02	0,03

Vitamine				Mineralstoffe					
Niacin-Äq. mg	B_6 mg	Fols.-Äq. µg	C mg	Na mg	K mg	Ca mg	P mg	Mg mg	Fe mg
0,80	0,30	4	1	12	750	50	95	35	1,80
0,28	0,07	2	0	1	150	10	11	5	0,40
0,30	0,08	4	4	2	220	4	16	8	0,45
0,08	0,02	1	1	5	95	8	57	6	0,26
0,30	0,08	4	4	2	150	19	22	8	0,45
0,27	0,05	5	53	3	150	20	20	28	0,45
0,16	0,02	3	25	6	89	18	61	19	0,34
0,43	0,05	1	5	2	220	14	18	10	0,44
0,15	0,02	1	1	3	125	10	28	7	0,31
0,12	0,01	2	0	201	59	5	7	4	0,14
0,71	0,04	2	1	50	67	41	57	7	0,24
0,02	0,00	0	0	39	5	2	5	1	0,03
0,02	0,00	0	0	387	5	4	6	2	0,03
0,90	0,03	1	1	954	76	22	78	9	0,36
0,96	0,00	0	7	2343	182	28	35	21	0,71
0,01	0,01	1	0	179	18	6	9	2	0,26
0,35	0,02	1	1	296	54	21	59	7	0,41
0,16	0,01	2	1	221	71	7	9	5	0,48
0,02	0,00	0	0	294	7	5	7	2	0,16
0,24	0,01	2	2	195	79	6	11	5	0,22
0,26	0,01	0	0	30	14	9	60	5	0,22
0,28	0,01	0	0	281	13	10	62	6	0,19
0,98	0,05	7	5	506	240	144	90	26	1,32
3,20	0,08	14	3	13	52	7	90	5	4,27
1,20	0,08	18	0	583	60	54	181	9	2,19
0,95	0,05	4	4	935	136	40	45	14	0,69
0,99	0,06	8	10	371	194	125	96	16	0,30
0,95	0,02	2	1	253	72	108	98	11	0,28
0,11	0,01	2	1	194	53	4	8	3	0,13
0,93	0,04	3	5	347	129	50	45	15	0,91
0,50	0,03	1	1	18	67	44	40	6	0,16
0,93	0,04	2	1	351	84	32	64	8	0,42
0,18	0,01	2	1	20	74	13	10	6	0,42
0,41	0,02	1	0	215	20	8	45	4	0,20
1,28	0,13	10	27	1049	342	34	57	22	1,10
0,36	0,01	2	2	136	86	7	12	5	0,47

Lebensmittel (je 100g verzehrbarer Anteil)	Ener. kcal	Vitamine A-Äq. mg	E mg	B_1 mg	B_2 mg

Suppen und Brühen

Bouillon (einf. Fleischbrühe)	40	0,01	0,13	0,01	0,02
Brühe, Instant (1 geh. EL = 10g)	15	0,00	0,01	0,02	0,02
Brühwürfel, fettreich (1 kl. W. = 4g)	13	0,00	0,00	0,01	0,01
Champignoncremes., Inst. (1 EL = 10g)	47	0,00	0,00	0,12	0,05
Fleischbrühe, Würfel (1 W. = 20g)	30	0,00	0,02	0,04	0,05
Fleischsuppe, klar (1EL = 10g)	15	0,00	0,01	0,02	0,02
Gemüsebrühe	3	0,00	0,00	0,00	0,00
Hühnerbrühe, klar	2	0,00	0,00	0,00	0,00
mit Nudeln	11	0,03	0,08	0,01	0,01
Suppe, klar, Inst. (1 EL = 10g)	15	0,00	0,01	0,02	0,02
Suppe, klar, mit Ei	17	0,02	0,23	0,01	0,02
Suppe, gebunden, mit Einlage	42	0,04	0,22	0,01	0,02
Suppe, klar mit Einlage	34	0,07	0,15	0,01	0,03

Süßwaren, Süßspeisen, Eiscreme und süße Brotaufstriche

Süßwaren

Eiskonfekt	542	0,00	0,37	0,01	0,04
Energieriegel mit Haselnußcreme	471	0,01	8,86	0,37	0,62
Geleefrüchte	365	0,00	0,00	0,02	0,02
Gummibärchen	330	0,00	0,00	0,00	0,00
Kakaopulver, Instant	402	0,00	0,20	0,03	0,05
Karamelbonbons	404	0,00	0,00	0,00	0,00
Krokant	456	0,00	2,60	0,14	0,04
Kaugummi	401	0,00	0,00	0,00	0,00
Lakritze	390	0,00	0,16	0,04	0,02
Marshmallows	344	0,00	0,00	0,00	0,00
Marzipan	481	0,01	8,13	0,07	0,23
Müsliriegel	413	0,02	7,36	0,27	0,14
Nougat	536	0,00	12,83	0,20	0,13
Orangeat	303	0,03	0,00	0,04	0,03
Ovomaltine	389	0,00	0,14	0,23	0,43
Pralinen	418	0,00	0,10	0,02	0,03
Schokoladenguß (Glasur)	359	0,04	0,86	0,05	0,20
Schokolade, gef. m. Joghurt	361	0,01	0,12	0,01	0,05
Milchschokolade	529	0,04	0,65	0,07	0,29
Trauben-Nuß-Schokolade	450	0,00	3,10	0,06	0,05
Zartbitterschokolade	524	0,00	0,97	0,05	0,08
Toffees	469	0,00	0,00	0,00	0,00

Vitamine				Mineralstoffe					
Niacin -Äq. mg	B_6 mg	Fols.-Äq. µg	C mg	Na mg	K mg	Ca mg	P mg	Mg mg	Fe mg
0,82	0,02	0	0	281	36	12	64	6	0,77
0,64	0,00	0	0	2500	50	23	70	5	0,20
0,20	0,00	0	0	771	15	7	22	2	0,06
0,47	0,01	1	0	468	91	30	2	6	0,10
1,28	0,00	0	0	5000	100	46	140	10	0,40
0,44	0,00	0	0	2500	50	23	70	5	0,20
0,07	0,00	0	0	495	11	12	73	4	0,12
0,06	0,00	0	0	248	6	7	43	2	0,07
0,14	0,01	0	1	302	17	9	33	3	0,11
0,64	0,00	0	0	2500	50	23	70	5	0,20
0,35	0,02	2	1	213	27	16	49	3	0,24
0,43	0,02	1	1	180	41	18	50	5	0,29
0,74	0,03	1	1	247	39	15	51	5	0,34
0,79	0,01	3	0	3	192	18	86	53	1,53
4,32	0,36	11	5	186	498	174	340	153	3,76
0,25	0,00	0	0	89	94	43	8	7	0,66
0,17	0,00	0	0	35	360	360	4	110	4,20
1,50	0,02	9	0	250	410	33	190	150	2,40
0,08	0,00	0	0	25	9	4	12	3	0,10
2,26	0,11	9	0	3	120	85	89	46	1,56
0,02	0,00	0	0	0	8	10	5	6	0,50
1,33	0,06	2	1	3	167	16	49	18	2,81
0,53	0,00	0	0	40	6	20	6	0	1,60
1,96	0,03	15	0	2	278	82	146	65	1,50
2,51	0,22	14	3	6	453	84	205	90	2,65
2,66	0,25	18	1	2	411	119	214	111	2,81
0,37	0,06	3	4	1	70	50	7	7	0,30
3,06	0,07	9	0	35	266	84	149	56	1,93
0,30	0,00	1	0	72	125	15	37	23	1,01
1,53	0,05	7	1	67	314	129	179	60	1,49
0,45	0,01	2	0	26	106	34	52	23	0,71
2,08	0,08	11	2	154	554	202	252	90	2,12
0,83	0,09	5	1	17	222	39	76	41	1,28
2,05	0,03	12	0	86	730	50	240	156	4,43
0,50	0,00	0	0	320	210	95	64	25	1,50

		Vitamine			
Lebensmittel (je 100g verzehrbarer Anteil)	Ener. kcal	A-Äq. mg	E mg	B_1 mg	B_2 mg
Vanillinzucker	395	0,00	0,00	0,00	0,00
Weinbrandbohnen	397	0,00	0,10	0,01	0,01
Zitronat (Sukkade)	287	0,03	0,00	0,02	0,03
Zucker	390	0,00	0,00	0,00	0,00
Zuckerguß	347	0,00	0,00	0,00	0,00

Süßspeisen und Eiscreme

Cremedessert aus Pulver	94	0,01	0,03	0,01	0,06
Eis, mit Sahne	195	0,12	0,33	0,03	0,11
Eiscreme	166	0,03	0,07	0,03	0,13
Erdbeereis	121	0,02	0,18	0,02	0,07
Fruchteis	134	0,03	0,17	0,02	0,06
Softeis	134	0,02	0,06	0,02	0,11
Speiseeis	156	0,05	0,17	0,03	0,10
Vanilleeis	131	0,07	0,28	0,03	0,10
Zitronensorbet	150	0,00	0,14	0,01	0,01
Götterspeise	144	0,20	0,84	0,04	0,06
Karamelcreme	67	0,01	0,04	0,01	0,09
Karamelpudding	152	0,06	0,29	0,03	0,16
Rote Grütze	24	0,00	0,01	0,00	0,01
Schokoladenpudding, selbstgem.	137	0,04	0,45	0,02	0,07
Schokoladensauce	68	0,01	0,07	0,01	0,07
Schokoladenschaum	348	0,09	0,84	0,06	0,21
Vanilleflammeri	54	0,02	0,07	0,01	0,06
Vanillepudding	138	0,05	0,21	0,03	0,18
Vanillesauce	112	0,05	0,22	0,03	0,17
Weincreme	152	0,07	0,22	0,01	0,04
Weinschaumsauce	101	0,04	0,18	0,01	0,05
Zitronencreme	144	0,08	0,30	0,03	0,08

Süße Brotaufstriche

Aprikosenmarmelade	263	0,27	0,53	0,03	0,03
Birnenkraut, gesüßt	228	0,02	1,22	0,09	0,10
Boysenbeermarmelade	241	0,02	0,51	0,01	0,08
Brombeermarmelade	264	0,03	0,49	0,02	0,02
Erdbeermarmelade	261	0,01	0,34	0,02	0,04
Heidelbeermarmelade	264	0,01	0,29	0,01	0,01
Himbeermarmelade	246	0,01	0,48	0,01	0,02
Honig	314	0,00	0,00	0,00	0,03
Johannisbeermarmelade, rot	257	0,01	0,20	0,02	0,01

Vitamine				Mineralstoffe					
Niacin-Äq. mg	B_6 mg	Fols.-Äq. µg	C mg	Na mg	K mg	Ca mg	P mg	Mg mg	Fe mg
0,00	0,00	0	0	0	2	1	0	0	0,25
0,28	0,00	1	0	16	75	9	33	21	0,70
0,19	0,06	3	4	2	50	40	4	5	0,30
0,00	0,00	0	0	3	27	8	2	2	0,56
0,00	0,00	0	0	1	2	2	10	1	0,22
0,35	0,02	1	0	76	73	56	68	7	0,29
0,54	0,03	4	2	33	105	77	101	11	0,24
0,66	0,03	3	1	49	126	111	210	17	0,31
0,65	0,03	3	35	17	114	40	33	11	0,53
0,39	0,03	4	14	19	121	46	79	11	0,36
0,53	0,02	3	1	40	102	90	170	14	0,25
0,52	0,03	4	3	32	103	76	114	12	0,30
0,66	0,04	5	0	39	84	64	74	7	0,46
0,11	0,01	2	12	4	61	12	38	12	0,33
1,08	0,07	4	36	8	389	66	62	33	1,59
0,48	0,02	2	0	31	79	59	45	7	0,06
1,15	0,05	8	0	60	121	85	99	10	0,52
0,03	0,00	0	1	1	15	3	8	1	0,07
0,87	0,02	4	0	91	86	49	72	14	0,64
0,39	0,02	2	0	23	76	53	45	8	0,13
1,89	0,07	13	1	387	215	89	160	37	1,53
0,36	0,02	2	0	21	54	41	38	4	0,11
1,12	0,04	6	0	79	127	82	86	10	0,49
1,06	0,04	6	1	59	135	98	97	11	0,42
0,27	0,02	2	2	16	57	23	37	5	0,44
0,44	0,02	3	1	19	66	18	36	6	0,53
0,56	0,03	6	3	25	71	26	40	6	0,50
0,58	0,04	4	5	3	318	20	30	11	0,88
0,80	0,07	15	16	6	380	26	41	20	0,85
0,89	0,05	12	8	5	193	34	40	23	2,19
0,43	0,03	6	9	4	196	41	34	30	1,02
0,68	0,06	21	46	5	231	40	48	22	1,52
0,17	0,02	1	6	1	41	10	17	3	0,55
0,43	0,04	13	12	3	193	40	48	24	1,10
0,16	0,01	0	1	9	33	5	16	3	0,35
0,32	0,03	3	20	3	253	32	36	14	1,15

Lebensmittel (je 100g verzehrbarer Anteil)	Ener. kcal	Vitamine A-Äq. mg	E mg	B_1 mg	B_2 mg
Johannisbeermarmelade, schwarz	286	0,01	0,50	0,01	0,01
Mirabellenmarmelade	266	0,03	0,44	0,03	0,02
Nuß-Nougat-Creme	449	0,01	6,35	0,29	0,58
Orangenmarmelade	268	0,00	0,38	0,06	0,03
Pfirsichmarmelade	267	0,09	0,72	0,02	0,03
Sauerkirschmarmelade	269	0,05	0,16	0,03	0,03
Stachelbeermarmelade	260	0,03	0,38	0,01	0,01

Teigwaren und Zubereitungen

Cannelloninudeln, gekocht	113	0,12	0,78	0,03	0,06
Eierteigwaren, roh	358	0,13	2,23	0,12	0,08
mit Spinat	358	0,13	2,23	0,12	0,08
mit Tomaten	358	0,05	2,28	0,12	0,05
Lasagneplatten, gekocht	177	0,52	0,73	0,07	0,19
Maultaschen, gekocht	260	0,14	0,75	0,09	0,11
Nudelsalat mit Mayonnaise	341	0,04	8,26	0,17	0,13
Nudelsuppe	90	0,11	0,33	0,03	0,08
Ravioli m. Tomatensauce (selbstgem.)	113	0,12	0,78	0,03	0,06
Schupfnudeln, gekocht	71	0,01	0,14	0,04	0,04
Spaghetti alla carbonara	296	0,11	0,63	0,07	0,08
Spaghetti mit Tomatensauce	215	0,07	0,67	0,10	0,07
Spätzle, gekocht	262	0,08	0,87	0,06	0,13
Vollkornteigwaren, roh	342	0,02	0,91	0,45	0,12

Würzmittel, Hefe und Dickungsmittel

Würzmittel

Senf, mild (1 TL = 5g)	4	0,00	0,00	0,00	0,01
Sojasauce (1 TL = 5g)	6	0,00	0,01	0,01	0,01
Tomatenketchup (1 EL = 15g)	16	0,01	0,06	0,01	0,01
Tomatenmark (1 EL = 15g)	7	0,03	0,42	0,01	0,01
Worcestersauce (1 TL = 5g)	7	0,01	0,03	0,01	0,01

Hefe und Dickungsmittel

Hefe (1 Würfel = 42g)	23	0,00	0,04	0,42	0,84
Hefeflocken (1 EL = 10g)	36	0,00	0,36	0,74	0,26
Gelatine (6 Blatt = 10g)	34	0,00	0,00	0,00	0,00
Guargummi (Guarmehl), (1 EL = 10g)	7	0,00	0,00	0,00	0,00

Vitamine				Mineralstoffe					
Niacin-Äq. mg	B_6 mg	Fols.-Äq. µg	C mg	Na mg	K mg	Ca mg	P mg	Mg mg	Fe mg
0,26	0,02	1	45	3	171	36	27	10	0,83
0,35	0,03	1	3	3	205	12	39	14	0,59
4,91	0,25	37	2	131	904	394	465	154	3,65
0,41	0,03	12	44	4	279	27	33	14	0,56
0,77	0,02	3	6	3	275	11	38	12	0,73
0,27	0,03	6	6	3	196	22	30	11	0,66
0,29	0,01	2	17	3	193	26	38	12	0,72
1,80	0,08	5	8	121	145	47	90	14	0,93
3,17	0,13	24	7	389	212	44	112	40	1,72
3,17	0,13	24	7	389	212	44	112	40	1,72
3,21	0,12	21	1	443	284	30	111	35	1,49
2,86	0,10	19	3	158	107	68	117	15	1,29
2,52	0,11	9	14	794	143	44	140	21	1,56
3,04	0,19	15	5	603	288	30	123	26	1,36
3,22	0,10	3	2	182	113	17	84	11	1,08
1,80	0,08	5	8	121	145	47	90	14	0,93
0,97	0,09	5	5	117	140	8	46	12	0,51
2,36	0,10	8	0	387	162	93	229	53	1,79
3,05	0,14	8	4	361	237	80	225	61	2,08
2,52	0,10	12	0	1164	106	37	131	19	1,56
7,00	0,42	26	0	391	351	44	370	130	3,62
0,35	0,00	0	0	63	7	6	9	5	0,10
0,14	0,01	3	0	59	25	4	10	4	0,14
0,16	0,02	0	2	180	90	3	6	3	0,15
0,27	0,03	5	1	60	150	6	8	4	0,30
0,10	0,00	1	0	105	35	4	5	3	0,31
6,38	0,29	115	0	8	265	11	210	25	2,10
3,40	0,25	6	0	9	160	20	150	23	1,60
0,14	0,00	0	0	5	2	1	0	1	0,01
0,32	0,00	0	0	1	32	60	3	6	0,08

Lebensmittel mit hohem Vitamin-B_1-Gehalt

Lebensmittel (je 100g verzehrbarer Anteil)	Vitamin B_1 mg
Debreziner (Brühwurst)	0,76
Göttinger Schinkenwurst, roh	1,54
Haferflocken	0,59
Katenrauchwurst	1,74
Mettwurst, grob	1,40
Paranüsse	1,00
Reis, poliert, roh	0,19
Rinderleber, roh	0,28
Roggen (Korn), geschält	0,48
Roggenvollkornmehl	0,37
Salami	0,87
Schweinefilet, roh	0,86
Schweineschinken, gekocht	0,58
Sojaschrot	2,23
Sonnenblumenkerne	1,96
Weizen (Korn), geschält	0,48
Weizenkeime	2,00
Weizenmehl (Type 1700)	0,47

Lebensmittel mit hohem Vitamin-B_{12}-Gehalt

Lebensmittel (je 100g verzehrbarer Anteil)	Vitamin B_{12} µg
Bückling, roh	10
Gänseleberpastete	50
Gänseleberwurst mit Trüffeln	56
Hering, geräuchert	8
Hühnereier	2
Kalbsleber, roh	80
Kaviar, echt	16
Lachsrogen	18
Leberknödel (Konserve)	17
Leberwurst, fettarm	22
Makrele, geräuchert	10
Rinderleber, roh	70
Salami	3
Sardellenpaste	16
Schweineleber, roh	25
Schweinezungensülze	17
Zungenpreßkopf	27
Zungenwurst/Filetwurst	35

Lebensmittel mit hohem Vitamin-K-Gehalt

Lebensmittel (je 100g verzehrbarer Anteil)	Vitamin K µg
Blattspinat	400
Blumenkohl	300
Brokkoli	130
Gänseleberwurst mit Trüffeln	491
Hähnchenleber, roh	590
Kohlrabi	500
Kopfsalat	200
Roggenkeime	300
Rosenkohl	570
Sauerampfer	600
Sauerkraut, abgetropft, roh	1540
Schalotten	310
Schweineherz, roh	700
Sellerie	400
Sonnenblumenöl	500
Weizenkeime	300
Wirsingkohl	100
Zwiebeln	310

Lebensmittel mit hohem Folsäuregehalt

Lebensmittel (je 100g verzehrbarer Anteil)	Fols.-Äq. µg
Fenchel	76
Gänseleberpastete	354
Grünkohl	47
Hefe, frisch	274
Hühnerleber	350
Kalbsleber, roh	200
Rinderleber, roh	242
Rosenkohl	72
Rote Bete	74
Schweineleber, roh	88
Sojamehl	324
Spargel	73
Spinat	49
Trockenhefe (1EL = 10g)	90
Vollkornzwieback, eifrei	100
Weizenkeime	304
Weizenkleie	164
Wirsingkohl	66

Lebensmittel mit hohem Jodgehalt

Lebensmittel (je 100g verzehrbarer Anteil)	Jod µg
Brathering	130
Hummerfleisch, roh	100
Jodsalz	2000
Kabeljau, roh	143
Kaviar, echt	130
Krabben, roh	130
Makrele, geräuchert	97
Miesmuscheln, roh	130
Rotbarsch, roh	88
Schellfisch, roh	502
Scholle, roh	237
Seehecht, roh	126
Seelachs, roh	260
Seezunge, roh	20
Thunfisch, roh	57
Tintenfisch, roh	119
Venusmuschel, roh	120
Zander, roh	59

Lebensmittel mit hohem Kalziumgehalt

Lebensmittel (je 100g verzehrbarer Anteil)	Kalzium mg
Bergkäse 45% Fett i.Tr.	1200
Camembert 30% Fett i.Tr.	600
Dickmilch 3,5% Fett	120
Edamer 40% Fett i.Tr.	800
Emmentaler 45% Fett i.Tr.	1000
Grünkohl	210
Haselnüsse	220
Joghurt 3,5% Fett	120
Kefir 3,5% Fett	120
Magermilchpulver	1300
Mandeln	250
Parmesan 45% Fett i.Tr.	1300
Roquefort 50% Fett i.Tr.	662
Schmelzkäse 10% Fett i.Tr., streichfähig	1100
Sesam	975
Spinat	125
Tilsiter 30% Fett i.Tr.	900
Trinkmilch	120

Lebensmittel mit hohem Eisengehalt

Lebensmittel (je 100g verzehrbarer Anteil)	Eisen mg
Bohnen, weiß, getrocknet	6,10
Fenchel	2,70
Haselnüsse	3,80
Hirse (Korn), geschält	9,00
Hühnereier	2,00
Kalbfleisch, roh	1,92
Kalbsleber, roh	8,50
Paranüsse	3,00
Putenkeule, roh	2,00
Rindfleisch, mittelfett, roh	2,35
Roggen (Korn), geschält	4,00
Roggenvollkornbrot	2,18
Schwarzwurzeln	2,50
Schweineleber, roh	22,00
Sesam	14,55
Sojamehl	8,50
Sonnenblumenkerne	6,50
Weizenkeime	9,00

Literaturverzeichnis

Die meisten Werte für Lebensmittel und Gerichte sind dem Bundeslebensmittelschlüssel (BLS) entnommen. Ergänzt wurden diese durch Daten aus der Tabelle Souci, Fachmann, Kraut: Die Zusammensetzung der Lebensmittel, Nähtwert-Tabellen 1989/90. Die Angaben für die im folgenden genannten Lebensmittel stammen aus dieser Tabelle: Aal, Barsch, Bückling, Erdnüsse, Forelle, Gänsefett, Hecht, Heilbutt, Hering, Kabeljau, Karpfen, Lachs, Makrele, Petersilie, Sardelle, Sardine, Schellfisch, Scholle, Schweineschmalz, Seehecht (Hechtdorsch), Seezunge, Sprotte, Steinbutt.
Zur Berechnung stand das Programm SONJA zur Verfügung.

Hier die Liste verwendeter Tabellen und weiterführender Literatur:

AID Verbraucherdienst informiert:
Vitamine und Mineralstoffe sind lebensnotwendig. Auswertungs-Informationsdienst für Ernährung, Landwirtschaft und Forsten, Bonn 1988

Bundesgesundheitsamt Berlin:
Bundeslebensmittelschlüssel für Verzehrserhebungen (BLS II, 1. Update).
Institut für Sozialmedizin und Epidemiologie des Bundesgesundheitsamtes, Berlin 1989

Deutsche Gesellschaft für Ernährung:
Empfehlungen für die Nährstoffzufuhr, 4. erweiterte Überarbeitung.
Umschau Verlag, Frankfurt/Main 1985

Deutsche Gesellschaft für Ernährung:
Ernährungsbericht 1984.
Druckerei Hennrich, Frankfurt/Main 1984

Deutsche Gesellschaft für Ernährung:
Ernährungsbericht 1988.
Druckerei Henrich, Frankfurt/Main 1988

Oberritter, H.:
Nährstoffmangelsituationen: Zur Bedarfsdeckung mit Mineralstoffen und Vitaminen: Teil 1.
In: Vitamine, Mineralstoffe, Spurenelemente 1:
Seite 44–50, 1986

Peinelt, V.:
SONJA (Speiseplan- oder Nährwertberechnungsprogramm jeder Anwendungsstufe). 1989

Souci, Fachmann, Kraut:
Die Zusammensetzung der Lebensmittel, Nährwerttabellen 1989/90, 4. revidierte und ergänzte Auflage.
Wissenschaftliche Verlagsgesellschaft mbH, Stuttgart 1989

Register